U0309296

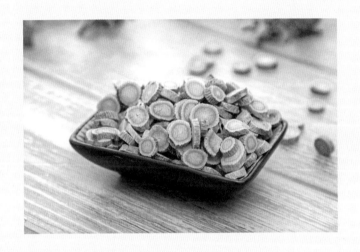

希望每一位身体长期失调的朋友，

都能够早日正气充满，恢复健康。

罗大伦 教你

滋补之道

脾不虚 肾不亏 心神安

罗大伦 著

科学技术文献出版社
SCIENTIFIC AND TECHNICAL DOCUMENTATION PRESS
·北京·

图书在版编目 (CIP) 数据

罗大伦教你滋补之道：脾不虚、肾不亏、心神安 / 罗大伦著.
— 北京：科学技术文献出版社，2020.12（2024.7 重印）
ISBN 978-7-5189-7261-6

Ⅰ.①罗… Ⅱ.①罗… Ⅲ.①养生（中医）Ⅳ.① R212

中国版本图书馆 CIP 数据核字 (2020) 第 205291 号

罗大伦教你滋补之道：脾不虚、肾不亏、心神安

策划编辑：王黛君　责任编辑：王黛君　宋嘉婧　责任校对：张吲哚
责任出版：张志平

出 版 者　科学技术文献出版社
地　　址　北京市复兴路 15 号　邮编 100038
编 务 部　（010）58882938，58882087（传真）
发 行 部　（010）58882868，58882870（传真）
邮 购 部　（010）58882873
官方网址　www.stdp.com.cn
发 行 者　科学技术文献出版社发行　全国各地新华书店经销
印 刷 者　艺堂印刷（天津）有限公司
版　　次　2020 年 12 月第 1 版　2024 年 7 月第 5 次印刷
开　　本　710×1000　1/16
字　　数　190 千
印　　张　16.5
书　　号　ISBN 978-7-5189-7261-6
定　　价　79.90 元

百病不生，从补脾、补肾开始

　　每天有无数的朋友向我咨询身体问题，其中很多朋友的身体已经失调很久，各种病因错综复杂，往往调理了一个问题，其他问题又蜂拥而至。这样的朋友，常年往返于各个医院，却治疗效果不好，用他们自己的话说："这是病急乱投医啊。"那么，这样的朋友，到底该怎么调理身体呢？

　　我的建议是：

　　首先，您要调整好情绪，好的情绪会令身体早日走向正轨。

　　其次，要坚持适当运动。适当的运动有利于气血运行，可以增加身体恢复的机会。

　　再次，要培补正气，补充身体的气血供应。

　　在中医的发展过程中，曾经出现过"扶正派"和"攻邪派"两个派别。其中"扶正派"的观点是，调理身体以扶正为主，当正气充足了，邪气自己会退去，就好比满座君子，小人无地自容，一定会悄悄溜走一样；而攻邪派认为，您不清理邪气，它自己怎么会走？所以先攻邪，再扶正的效果才好。

其实，两者都是有道理的。中医治病，一直是在两者之间做斟酌考量——外邪严重时，以攻邪为主；当正虚时，我们以扶正为主。两者的先后次第，分量拿捏，是最考验中医功底的。

而对于那些身体问题错综复杂，病情缠绵不愈，虚弱不堪的朋友们，多数是需要认真扶正的。

久病体虚之人，正气一定不足，表现为气血虚弱，同时还会使很多其他症状加重，比如，会出现瘀血、痰湿、经络堵塞、气机的郁结等"邪实"的表现，通常这些症状会比较明显。但我们一定要清醒地意识到，这些问题和正气不足关系密切。

对于久病之人，在"正虚"和"邪实"之间，一定要认识到"正虚"是主要矛盾，"邪实"往往是"正虚"的结果。

因此，此时如果单纯地去清理"邪实"，往往会更加伤正气。我看到很多久病之人，仍旧使用各种攻邪的方法调理，搞得身体更加虚弱，就觉得特别惋惜。这是舍本求末的结果，对此我打个比方，我们知道"立竿见影"这个成语，去掉竹竿，影子就会消失，而对于久病之人，这个竹竿就是"正虚"，影子就是那些"邪实"。

调理新得之病，与调理久病之人，侧重点会有所不同。一个人之所以久病，邪气总是无法清除，一定与正虚有关。此时应认真地培补正气，调养气血（这是主旋律），同时再稍微配合一点儿清除邪气的方法（这是打配合），身体才能逐渐恢复，这是对久病之人的调理方略。

我写这本书，就是给大家总结了一些扶正的方法，告诉大家如何从补脾、补肾的角度去滋补身体，恢复正气。当然，这只是一部分方法，中医博大精深，我们都是淘金者，我希望以后能有更多、更精彩的内容奉献给大家。

中医讲"正气存内，邪不可干。"希望每一位身体长期失调的朋友，都能够早日正气充满，恢复健康，让邪气消失无踪！

罗大伦

2020 年 8 月 26 日

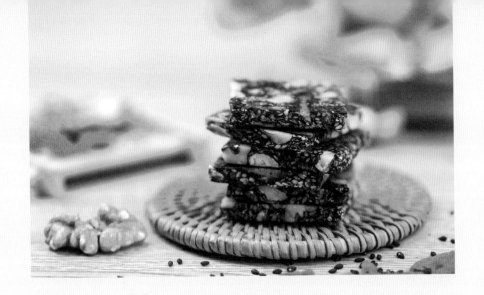

目录

补后天之本(脾)篇

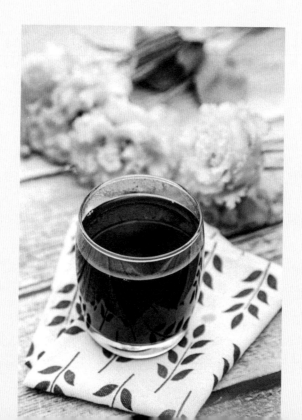

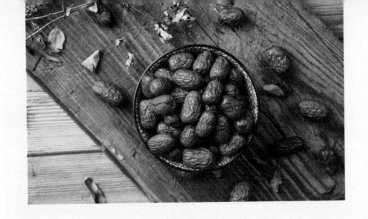

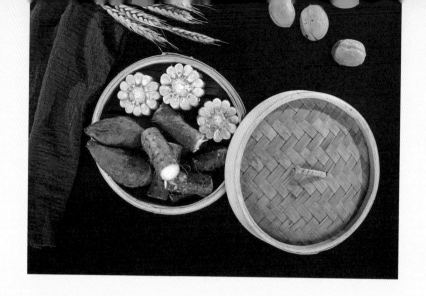

补先天之本（肾）篇

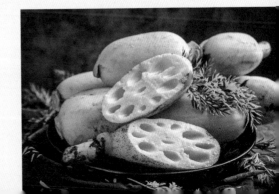

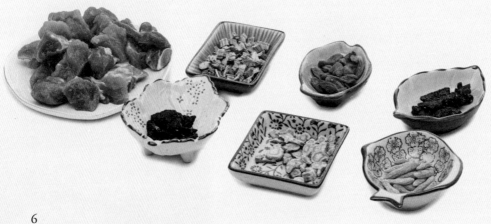

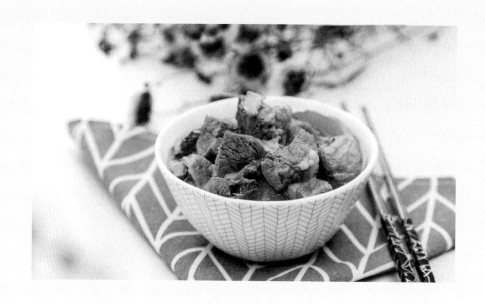

补神（心）篇

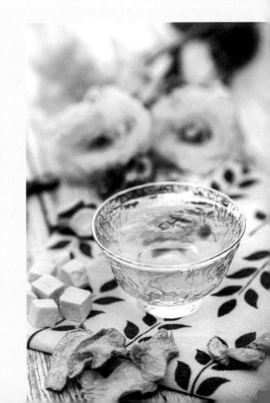

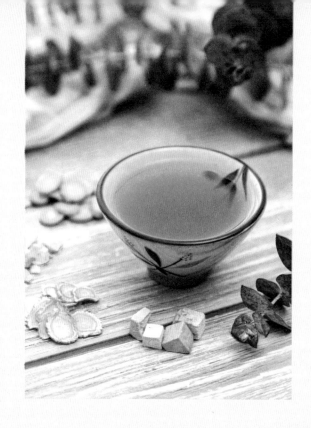

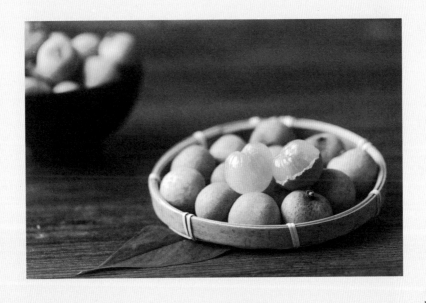

补后天之本（脾）篇

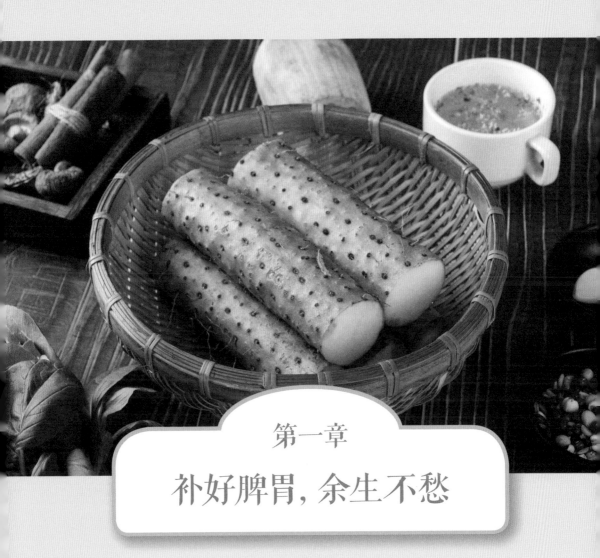

第一章

补好脾胃，余生不愁

脾胃，相当于我们的"再生父母"。但现在，大部
分人却因为爱吃寒凉的食物、饮食不规律、不良
情绪等，一直在不自觉地损害脾胃（后天之本）。

1 脾胃，相当于我们的"再生父母"

古代医家一直在琢磨怎样才能从根本上调理身体，由于各位医家的思路不同，所以出现的流派很多。其中，从脾胃来调理是一个重要的派别。

这一派的创始人是李东垣，当时李东垣在跟他的老师张元素学习。张元素是易水学派的创立者，但李东垣通过与老师学习的过程，在易水学派理论的基础上有所发展，自成一派——补土派。补土派重视脾胃，后世把这一派的思想称为"医中王道"。

在李东垣之前，中医关于人体调理方面的论述有很多，唯独没有医者专门从脾胃的角度进行论述。后来，李东垣着重提出了脾胃的重要性，并写了著名的《脾胃论》。

中医有句话是**"肾为先天之本；脾为后天之本，气血生化之源"**。"先天之精"是从父母那里遗传来的，一个人的禀赋如何在出生的时候就定了，之后的生长发育状况主要是看脾胃的功能是否良好。因为我们后天生长的物质来源除了父母给的"先天之精"外，主要靠脾胃从食物中吸收的水谷精微。所以，这一派的理论有多重要，就不言而喻了。

在人体内，上为阳，下为阴，这和大自然是相对应的。阳气下行，阴气上承，就形成了人体气机的升降。从八卦图中我们可以发现，代表阳的白色鱼，鱼头一定是向下的；代表阴的黑色鱼，鱼头一定是向上的，这其中就蕴含着阴阳互生、互用的道理。

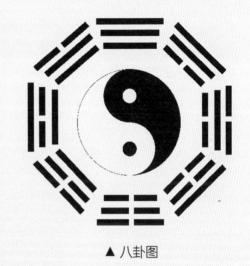

▲ 八卦图

而处于阴阳之间的是中气，中气在脏腑中对应我们的脾胃。因为脾胃五行属土，土居中央，处阴阳之交、清浊之间，为气机升降之枢纽。

清代的医家黄元御自己曾被苦寒之药伤害过，于是，他一生都在思考如何才能在用药的时候不被药物的寒凉之性所伤，最终他从脾胃入手，调理气机的升降，取得了非常好的疗效，在理论上也取得了一定的突破。这也使得他特别重视对脾胃的调护，这从他一辈子所写的著作中就可以看出来。在书中，他特别强调脾胃的枢纽功能，认为如果一个人脾胃虚弱，那整个人的气机升降都会出问题。而如果中气不虚的话，人看上去就是生机勃勃的；一旦出现脾胃虚弱，就会水泛土湿，中气虚败，气血匮乏，导致诸病丛生。所以黄元御给人治病，多从调理脾胃入手，先让人的中土健运，升降复常，这样自然会气血充足，经脉通调，疾病自祛。

中医在治病的时候，有一句话是**"有胃气则生，无胃气则亡"**。每当为危重病患者诊病的时候，有经验的中医都会摸一下患者脚背上的跌（fū）阳脉（足背上最高处的动脉），这可以帮助医生查看胃气的存亡。如果还有胃气，这个人就还有救；如果没有胃气了，可能后果是十分不好的。

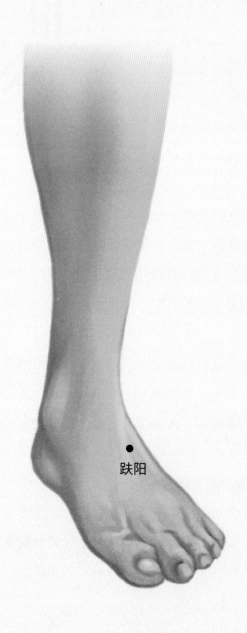

跌阳

2 现在，城市人群中大部分人
都存在脾气虚的问题

每次做健康讲座的时候，一讲到脾虚，我就会让在场的朋友们互相看舌头上有没有齿痕，结果我发现大多数人都是脾虚湿盛的舌象。我估计城市人群中大约有 70% 的人都存在脾气虚的问题。

那脾虚除了会导致齿痕舌外，还会出现哪些典型症状呢？

还会出现神疲乏力，说话声音不洪亮，少气懒言，四肢无力，稍微一运动就喘，面色淡白，大便不成形，怕风，怕冷，容易感冒等症状。

在这些症状中，气虚的表现最为明显。而气又可以化生阴阳，脾气虚弱到一定程度就会引起脾阳虚、脾阴虚，但因为气本身的阴阳属性更偏于阳，所以脾阳虚更为常见。脾阳虚还会引起水湿不运，气虚严重到一定程度会引发中气下陷，出现胃下垂、子宫下垂、脱肛等问题，甚至气脱而亡。

•脾气虚的人都是什么样子？

（1）气虚都有哪些表现？

首先我们来复习一下，什么是气虚，气虚都有哪些症状。

气虚是人体正气不足的一种表现，指由于元气不足引起的一系列病理变化及证候。而气是人体最基本的物质，由肾中的精气，脾胃吸收、运化的水谷之气，以及肺吸入的清气结合而成。

气具体存在于身体每一处，并以多种形式推动人体的运转，比如，宗气、中气、元气、卫气、肾气、脾气、肺气、肝气、心气等分布全身，起推动、温煦、防御、固摄和气化的作用。所以，一旦气虚，气的这些功能就会下降，紧接着机体会出现一系列功能低下、衰退、抗病能力下降等问题。

气虚的具体表现

---

❶ 总是感觉身体疲惫，四肢无力，说话没有力气，一动就喘。

❷ 白天特别容易汗出，稍微一运动就出汗，而且特别容易怕风怕冷，容易感冒，甚至感冒缠绵不愈。

❸ 精神委顿，头昏耳鸣。

❹ 脉象虚弱无力或微细，手脚很容易冰凉，面色淡白。

❺ 水液输布出现障碍，严重者甚至出现水肿。

❻ 出现脏腑虚弱的征象，比如，容易食后腹胀，食物运化无力，大便不正常等。

❼ 如果气虚严重了，还会有出血、气机下陷等情况。

辨别自己是否气虚最重要的是看舌象，气虚之人容易出现齿痕舌。

什么是齿痕舌呢？齿痕舌就是舌边有牙齿印。有齿痕舌的人一般舌体胖大，舌面唾液比较多。

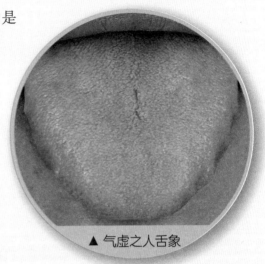

▲ 气虚之人舌象

而气虚之人到了春夏两季症状会更为明显。

第一，气虚之人汗多。

一般您会发现气虚之人在春季和夏季会汗出更严重，稍一运动或者稍微多穿一点儿，就会满头大汗。因为春天地气上升，万花尽放，人体的气机也会随之变化，阳气经过一个冬天的闭藏，开始向外发越，我们的体表慢慢呈现开放的状态。而气虚之人，此时卫气不固，一旦气机上浮、外越，人体就会因为肌表的固摄之力不足，出现汗液随之泻出的现象。夏天天气酷热，人体会出汗，而气虚之人则出汗更严重，结果是越出汗，气越虚，这叫"气碎汗脱"，这样就出现了恶性循环。

第二，气虚之人会特别怕风。

在中医的系统里，春季五行属木，对应五脏中的肝，是一年四季中风最多的时候。这让气虚的人很苦恼，因为天气开始变热，人们慢慢换下了厚厚的冬衣，但是春天的风却很大，对于容易出汗的人来说，毛孔处于打开的状态，很容易被风吹到，为此气虚的人就又要多穿衣服。而在秋冬季节，如果天气不寒反热，则气虚之人容易毛孔开张，导致汗液大泻，这种时候，此类人会更加怕风。而在正常的情况下，总体上气虚之人卫外不固，比其他人要明显地表现出怕风怕冷。

第三，气虚之人特别容易伤风感冒。

气虚之人，因为总是虚汗连连，本就容易感受外邪；而有的季节气温变化明显，通常是这几天还春暖花开，过几天就寒冷似冬，气温反反复复变化，再加上风邪不断侵袭，春季的气候又比较适宜细菌、病毒繁殖，气虚之人就更容易感冒了。

《黄帝内经》中总结得很好："正气存内，邪不可干。""邪之所凑，其气必虚。"

如果正气不足，邪气就会趁机入侵，这是对气虚之人最好的告诫。

第四，气虚之人容易四肢懈怠无力。

总是有人问我："为什么我整天都没有气力，总是想躺着，总感觉很困倦，一点儿劲儿都没有呢？"

如果总是感觉想睡觉，且睡着后很难醒来，睡眠时间明显变长，这可能是气血不足导致的，但偏血虚多一点儿。如果是以四肢无力、懒于动作、总是想躺着为主要表现，那可能是气血不足，偏气虚严重一点儿。但其实，气虚和血虚是密切相关的，气血是可以互生的，两者往往会结合在一起，很难截然分开。

第五，气虚之人春季容易过敏。

过敏体质的人群中有很大一部分人是气虚。这样的人在春季和秋季特别容易出现过敏性鼻炎、皮肤过敏等疾病。此时只有调补好患者的正气，患者过敏的症状才能真正消失。

补脾篇

（2）除了会有气虚的表现，脾气虚还会出现与脾胃相关的症状

脾气虚除了会出现以上气虚的表现，还会出现一些与脾胃相关的症状。比如，消化不良，口淡无味；头目眩晕，脘腹胀闷，便溏泄泻；还会出现全身性的气血不足。

• 脾阳虚的人都是什么样子？

脾气虚时间长了就会发展成脾阳虚。

脾阳不足，主要会出现以下症状：畏寒肢冷，食欲减退，脘腹冷痛而喜温喜按，大便清稀、完谷不化或久泻久痢， 面色白，神疲倦怠，口淡，喜热饮，泛吐清涎，浮肿，小便不利，女性会出现白带量多而清稀的情况，舌质淡胖或有齿痕，舌苔白滑，脉细迟弱。

这些情况，在天气变冷后会越来越明显，每当寒邪侵袭，就容易出现上吐下泻、腹痛、胃痛的情况。而平时脾阳不足之人，在进食生冷食物后，会马上感觉到明显的不适。

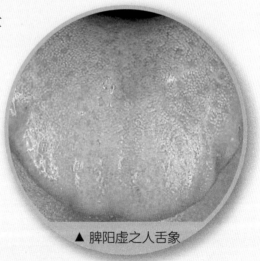

▲ 脾阳虚之人舌象

• 中气下陷的人都是什么样子?

如果气虚更为严重，就会出现中气下陷的情况。什么是中气下陷呢?

这是一个中医术语。中医认为，人体内有中气存在，才能支撑各脏腑正常运行。如果脾胃虚弱，气血生化无源，则会导致气虚，这时中气就会向下走，这样的人常常会感觉到自己没有力气，说话提不上来气，脸色苍白，头晕……

本来在中气的帮助下，食物在胃肠内可以被慢慢地消化、吸收，但是脾气不足后固持不住了，食物还来不及被完全消化、吸收，就排泄出去了。脾气虚严重的人还会出现脱肛、胃下垂，女性还会有子宫下垂等问题。

3 我们是如何自损后天之本的?

中医认为，任何身体问题的病因无外乎以下两种：一是外伤，包括跌打损伤、毒虫叮咬等（这是外来的意外伤害），以及六淫，即风、寒、暑、湿、燥、火（这是外界条件的变化）。二是内伤，包括饮食不节，劳倦（工作的过度劳累、房事的过度劳累等），以及七情内伤（情绪出了问题）。

《脾胃论·脾胃虚实传变论》曰："故夫饮食失节，寒温不适，脾胃乃伤。此因喜怒忧恐，损耗元气，资助心火。"

这句话讲清了脾胃虚弱的几个主要原因，我给大家简单分析一下。

•受凉会伤害脾胃

夏天天气热，有的人晚上睡觉会在外边露宿。我当年读大学的时候，喜欢到宿舍楼顶去睡觉，因为当年大学生宿舍没有空调，楼顶更凉快一些。可是，前半夜天热您躺在外面觉得舒服，后半夜天凉了，很容易导致脾胃受寒，出现上吐下泻、肚子疼、不想吃东西的症状。这都是因为寒邪直中脾胃引起的。

现在生活条件好了，夏天在外露宿的人可能少了，可是有很多人晚上睡觉开着空调。夜间阳气潜藏于内，而夏季人体的腠理疏松，这样很容易被寒邪所伤，对于脾胃本就虚弱的人只会使虚损加重。

• 在阴寒潮湿之地乘凉会伤害脾胃

夏季天气炎热，很多人都喜欢躲在空调房里吹冷风，偶尔出去一趟，毛孔打开后，再进到空调房里，温度瞬间降低，就会导致寒湿侵入体内。也有的人会在水边或者寒湿的防空洞里避暑，这也会加重体内的寒湿。脾脏喜燥恶湿，水湿太重会阻碍脾气的运行。寒则收引，会引起脾虚气滞。

• 吃寒凉的食物会伤害脾胃

现在很多人都喜欢喝冷饮，吃凉的食物，这种饮食习惯最容易损伤脾胃了。比如，东北的特色小吃冷面，这个冷面里是要放冰块的。在夏天天气热得不得了的时候，就想吃点儿冰的东西，虽然吃进去暂时痛快了，但脾胃很容易因为受寒而出现问题。

•饮食不规律会伤害脾胃

现在虽不是吃了上顿没下顿的饥荒年代，但是人们的饮食却存在很大问题。

很多白领在快节奏的生活状态下，经常是早上来不及吃饭就上班了，中午工作太忙，狼吞虎咽地就把饭吃完了，晚上七八点钟终于下班有时间了，于是就开始狂吃。为了犒劳一下自己，他们晚上还会吃顿好的，结果各种肥甘厚味吃进去，反而导致脾胃壅滞，无法吸收食物中的水谷精微来滋补脏腑。

这是大都市里经常会看见的场景，其实仔细分析一下，您就会发现这跟南宋围城之中的金国军民的生活状态是一样的，饿着肚子搬石头修城墙，解围后这些人就开始狂吃。

该吃饭的时候，脾胃得不到饮食的滋补；该休息的时候，您却胡吃海塞，增加脾胃的负担。

《素问·痹论》曰："饮食自倍，肠胃乃伤。"

李东垣也强调，**人的脾胃一旦受伤，身体的元气就会受损，这样人体就会出现许多病证。尤其是在饥饿、劳倦的状态下，脾胃受损会更严重。**

很多女孩子都想减肥，其中有部分女孩对自己的要求过于严苛，将身体折磨的惨烈程度和围城下的大金国军民有一比。她们长期拒绝正常饮食，以黄瓜、苹果、西兰花为主食，怕自己节食的毅力不够，还会买一些降低食欲的西药。还有的人虽然不节食，但是他们的饮食种类单一。比如：部分素食主义者动物蛋白摄入量过少，摄入的素食种类又不够丰富；有些孩子只喜欢吃肉不喜欢吃蔬菜……这些情况都会导致脾胃摄入的营养不够，气血生化不足，无力补养五脏，从而使身体出现种种问题。

• 食用的食品不安全会伤害脾胃

现代人都喜欢吃点儿小零食，但很多零食都属于垃圾食品，里面会添加各种食品添加剂。记得我在 2007 年读博士的时候，翻译过英国某期刊上的一篇文章，文中写到英国科学家已经通过研究证实了人工合成色素的饮料喝多了，容易导致孩子出现多动症。

另外，现在很多做养殖的企业采用的养殖方式非常糟糕，养殖过程中添加的药物比较多。

据调查显示，上海 60% 儿童的尿液中都检测出了兽用抗生素的残留，这会造成肠道内的有益菌数量减少，有害菌数量增多，严重破坏肠道菌群结构，损伤脾胃功能。

同时，对于那些经常服用苦寒类药物或抗生素的人来说，脾胃的虚损更是在所难免。

• 不良情绪会伤害脾胃

中医认为，脾胃的问题往往与情绪不佳有关，因为肝五行属木，脾胃五行属土，木克土。这就像大自然里树根可以把泥土固定、控制住，植树可以防止水土流失的道理一样。

当人情绪不好，肝气不舒的时候，就会导致"木"对"土"的克制太过。中医所讲的脾胃，其实泛指整个消化系统的功能，当肝气不舒的时候连肠道都会出现各种问题的。

中医上将这种情况称为"肝气横逆克脾土"。所以，有的人一生气，立刻就会犯胃病，这叫肝脾不和，必须疏肝理气，同时调补脾胃才行。

有的朋友一遇到重要的任务，就食欲不振或腹泻，这是由于焦虑、紧张、压力过大导致的。现代医学在做小白鼠实验、做动物造模的时候就发现是这样的。

什么叫造模呢？就是造出一个模型来，比如说我们要研制治胃溃疡的药，那么，我们要先给小白鼠吃，看是否有效。那小白鼠怎么会患上胃溃疡呢？就不断电击它，吓唬它，时间长了以后，把小白鼠解剖，发现它已经患上了胃溃疡，这说明存在于精神系统里的恐惧和压力会导致脾胃失衡。

补脾篇

4 脾虚之人总的调理方向

•饮食要"省酸增甘"，多吃对脾胃有益的食物

唐代医家孙思邈说："省酸增甘，以养脾气。"意思是少吃酸味的食物，多吃甘味的食物，可以滋养肝脾两脏，对防病保健大有裨益。这里的甘味，指的是食物中的甘淡之味，如山药、南瓜、红薯、糯米、黑米、高粱、黍米、燕麦等食物，仔细咀嚼，都会有甘淡的味道。这些五谷杂粮都是养脾补气的好物，非常适合脾气虚的人服用。

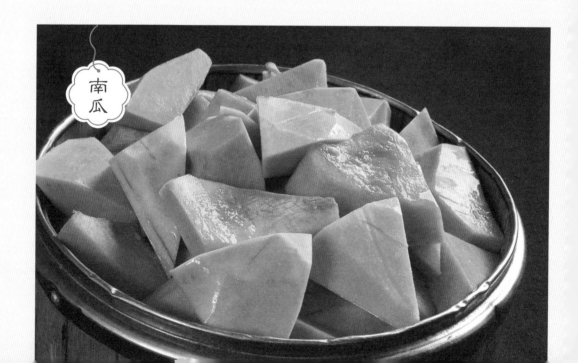

南瓜

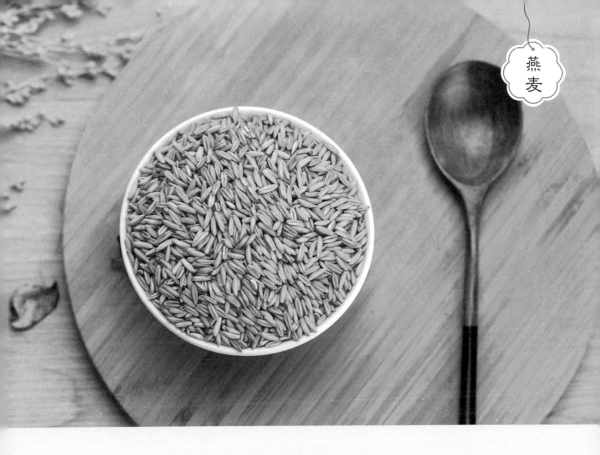

燕麦

我为什么没有推荐大家吃海参、燕窝、鱼翅……这些营养价值更高的食物呢？因为脾胃虚弱的人本身就无力运化，肥甘厚味更容易增加脾胃的负担，造成脾胃壅滞，这样不但起不到滋补脾胃的作用，反而会导致脾胃更加虚弱，气血化生无源。

以前在农村就是吃五谷杂粮，人们吃不到那么多的营养品，但身体却很结实。

除此之外，怀山药和发酵食物对于补脾胃也非常有效。

（1）疾病预后，服怀山药养脾方

经常有朋友问我："我身体总是很虚弱，想认真地调补一下，到

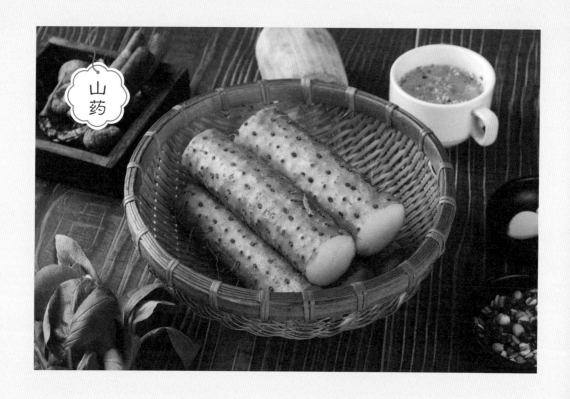

山药

底该怎么补呢？"我给大家介绍一个张锡纯的小方法。

民国时期的名医张锡纯，是我最佩服的中医之一，自从学习中医以来，我从他的书中受益良多。这不仅是我的感受，很多名老中医也有相同的感受。有关部门曾在当时著名的老中医中做过调研，调研的主要目的是想了解哪些书对中医大师的影响最大，调查结果显示除了《黄帝内经》《伤寒论》等中医经典外，有70%的人认为是张锡纯的书。所以，张锡纯的书是我的案头书，即便外出我也会在公文包中带一本，以便随时翻阅，看到会心之处，往往拍案叫好。

下面给大家介绍一个张锡纯调理身体、培补脾气的常用养脾方。

怀山药养脾方

做法： 把生怀山药研成末，熬煮成粥，放点儿白糖，当点心服用。

作用： 既能补脾气，又可以防止身体太过虚弱，虚不受补。

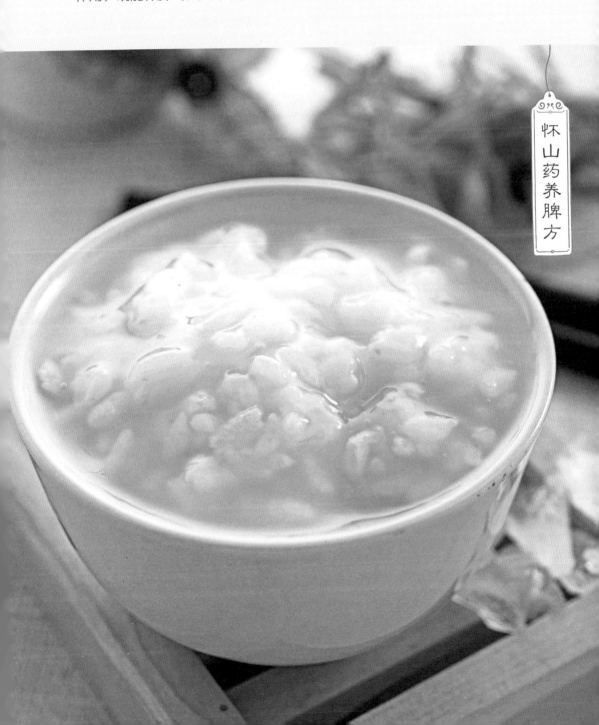

怀山药养脾方

我翻阅过张锡纯的《医学衷中参西录》，大多数医案中都记载了在患者病情快要痊愈的时候，他都会用这个方子来善后，为患者培补脾胃之气，增强正气。

在用怀山药粉熬粥的时候，如果是脾胃虚弱的人，就直接熬糊，然后放点儿白糖，当茶点吃。加入白糖，一是为了口感更好；二是因为甘味入脾，能增强怀山药补脾的功效。这是中医用药的思路。过去服用六味地黄丸、金匮肾气丸等药，标准的方式应该是用淡盐水送服，因为咸味入肾，淡盐水就是药引子，可以起到引药入肾的作用。山药糊中加入白糖，这白糖也一样是药引子。

对于久病之人，病邪入络，经络必有瘀滞，如果单纯进补，不疏通经络，培补的效果未必会好，所以张锡纯通常会让患者把生鸡内金研成末，用山药糊送服。

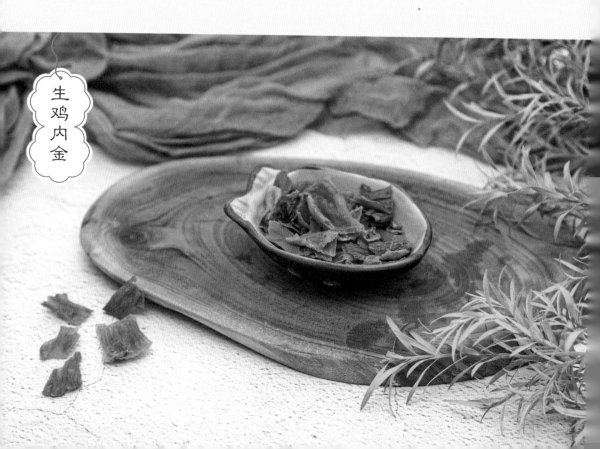

生鸡内金

我一般会让患者每次服用一克的生鸡内金粉末。这是因为鸡内金善于活血化瘀，疏通经络，同时还具有消食的作用，可以使患者的脾胃不至于在滋补的时候壅滞。

其中需要注意一个问题，如果服用怀山药粉后，大便变得干燥，则仍旧用怀山药片熬水，单喝这个水就可以了。但是说实话这样的人并不多，只是偶尔会出现。

而对于阴虚比较明显的人，尤其是因燥热而咳嗽的人，张锡纯在让患者用怀山药糊善后的同时，会叮嘱患者在怀山药糊里加入"鲜梨自然汁"。梨汁可以滋阴润肺，配合怀山药糊治疗脾胃虚弱之人的阴虚燥咳效果非常好。

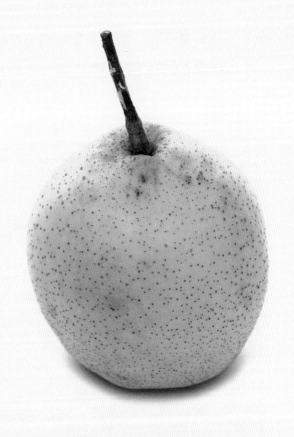

现在我们可以用一个雪梨打成汁，把梨汁兑入怀山药糊中，不仅可以滋阴润燥，还可以使口感更好。

另外，张锡纯还会用怀山药糊送服生赭（zhě）石粉末、青娥丸及西药百布圣等。总之，都是在怀山药补脾的基础上，加上一些有治疗作用的药物来善后，可见补脾对疾病的预后有多重要。

（2）发酵食品

中医认为，脾是"主运化"的。什么意思呢？

我们的胃负责受纳食物，把食物变成食糜；脾负责把食物转化分解，变成我们能吸收的水谷精微，并将这些水谷精微运送至全身各处，这就是"运化"。

在运化的过程中，我们会发现多数工作是肠道菌群完成的，尤其是"化"的功能。

说起菌群，**您千万不要认为只要是菌就都是有害的。在我们的肠道里，定居着七八百种细菌，非常健康的人甚至会有上千种。**大约有一百万亿个微生物细胞存在于肠道中，这个数目大概是人体细胞总量的十倍。这些细菌多是有益菌，只有少数是中性菌和有害菌。

一般情况下，有益菌会帮助我们消化食物，把食物中的营养物质分解成人体能吸收、利用的成分，这正是中医里脾的运化功能。

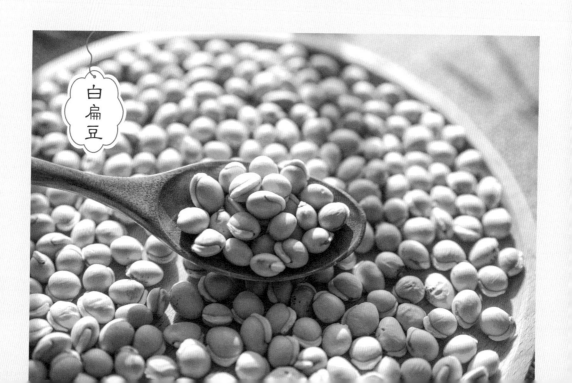

白扁豆

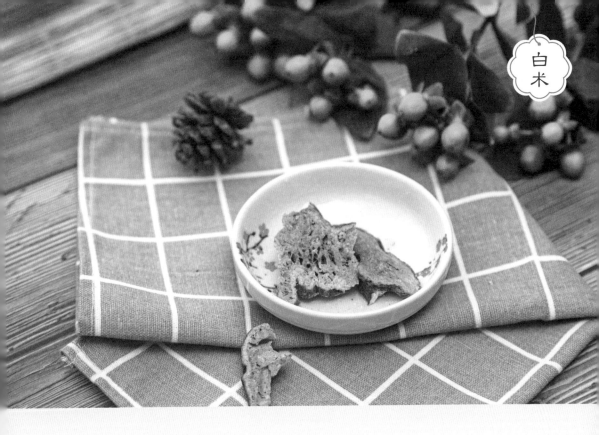

这个庞大的菌群调节着人体的健康，在抵抗疾病的发生、发展过程中发挥着重要的作用。您要是把这些菌群全部杀灭了，人离死也就不远了。

而中医是如何用中药补脾的呢？

我相信很多补脾的中药，都可以为有益菌提供它们所需要的营养物质，从而达到促进有益菌生长的效果，比如，怀山药、白术、白扁豆等。

我认为这至少是补脾的一部分内涵；而一些具有清除湿热功效的药物，如黄连，则具有杀灭有害菌的作用，因此，也可以起到补脾的作用。但可能大家只知道黄连有清热解毒的功效，其实临床上黄连对于湿热痞满、呕吐吞酸、泻痢等胃肠道疾病的治疗效果也非

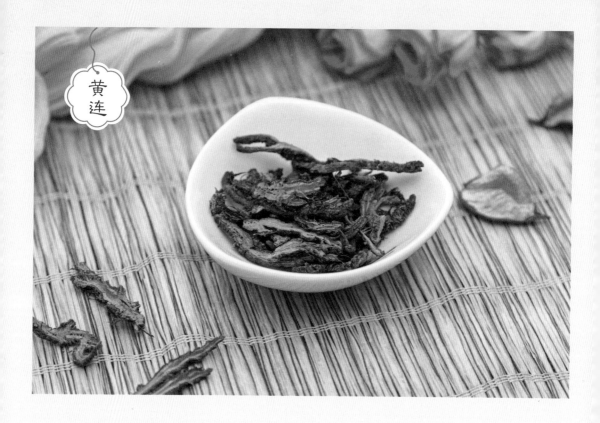

黄连

常好。从黄连中提取的黄连素（盐酸小檗碱）可以调控血脂、血压、血糖，这也是因为黄连素能杀灭一些有害菌，增强脾的运化功能。

明代名医缪希雍的资生丸就是一个可以益气健脾，消食和胃，理气渗湿的方子。方中除了有大量补脾的党参、茯苓、山药、白术、白扁豆、芡实、莲子等中药外，还配伍了一点儿黄连，这是为什么呢？古人考虑得很周全，知道健脾不仅要补，还要清理；既滋养了有益菌，又杀灭了有害菌，然后再加点儿消食导滞的药物，这个方子就完整了。

另外，**中医认为"脾主思"，思虑过度也会伤脾**。那么，思虑真的会对脾造成影响吗？这从肠道菌群的角度来看也能得到答案。

在西医理论中，胃肠道又被称作"肠脑"，因为人们发现肠道对情绪感应非常灵敏，两者会互相影响。

研究显示，肠道菌群会影响我们的性格。这一结论是在动物研究中发现的，研究者发现服用益生菌的小白鼠在危险环境中会表现得更加积极。

美国加州大学洛杉矶分校在人身上也进行了相关研究，他们把参与实验的女性随机分成三组，一组服用富含益生菌的酸奶；第二组食用没有益生菌的奶制品；第三组正常饮食。结果四周后，经常服用益生菌的人比其他两组人的大脑活动更加积极。

更有趣的是，研究人员把两种性格小白鼠的肠道菌群互换后，原本容易害羞的小白鼠变得外向了，而外向的小白鼠却变得容易害羞了。

这样的实验结果足以证明肠道菌群和情感是可以互相影响的。那您还会认为古人说的"脾主思"没有道理吗？所以，从肠道菌群的角度来看中医的"脾"涉及的内容更多。

那我们该如何保护肠道菌群，从而达到健脾的效果呢？

中医的方法是服用补脾祛湿的中药，增加有益菌的数量，减少有害菌的数量。

除此之外，加州大学洛杉矶分校消化疾病研究中心的联合主任埃默伦·迈耶（Emeran Mayer）博士也推荐了几个方法：

① 多吃蔬菜。

② 尽量避免食用加工食品和食品添加剂。

③ 给自己减压。

④ 经常吃发酵食品。

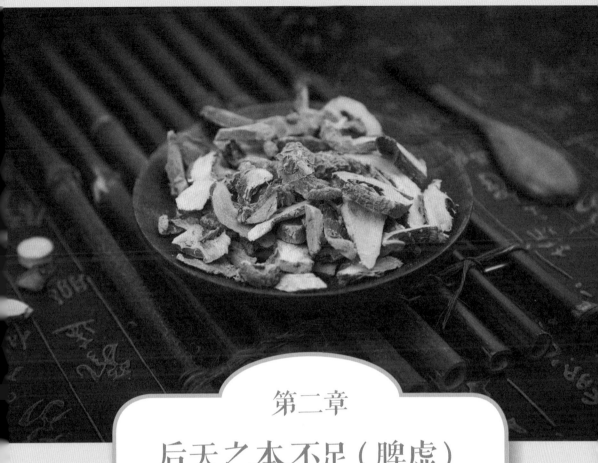

第二章

后天之本不足（脾虚）引起的疾病该如何滋补？

脾胃不好（后天之本不足），会引起肥胖、耳鸣、过敏性鼻炎、寒性荨麻疹、腹胀、腰痛、便秘等问题，只要服用补中益气丸、归脾丸、附子理中丸、参苓白术颗粒等药物，补足脾胃的虚损，后天之本就没什么问题了。

1 脾虚引起的肥胖，
补中益气丸、香砂六君丸可以帮您减肥

肥胖是很多人一直不忍触及的话题，这个话题可能会让很多人有点儿抵触，但肥胖带来的危害真的非常大。拒绝谈论、拒绝改变是对肥胖人群最大的伤害。尤其是在炎炎夏日，一方面肥胖者感觉衣服完全无法遮盖身上的赘肉，形象会受到影响；另一方面肥胖者总是汗流浃背，心情焦躁。

• 肥胖的分型

其实对于肥胖的问题，古人早就有过论述，在《黄帝内经》里把肥胖分成三类：膏人、脂人和肉人。现在来看，古人的这种分类方法非常科学，这三类人分别代表了三种肥胖类型。其成因是由脾虚或脾胃失调引起的。

（1）肥胖类型一：膏人

首先，我们讲一下膏人。膏和脂都是油，那区别在哪里呢？

古人认为"凝者曰脂，释者曰膏"，意思是说凝固的油是脂，化开的是膏。所以，膏人的油脂会流动，聚集在身体的某些部位，用更通俗易懂的语言来讲，就是人身上的肥肉比较多，并且会集中在身体的个别部位，比如，有些人的肚子会特别大，这种肥肉用手一捏是软软的，一拍像兜着水的气球一样会抖动。

膏人应该是最需要调理的，因为这种人存在很大的健康隐患。从中医的角度来讲，这种肥胖多属虚证，是正气不足，同时又吃了太多肥甘厚味，导致脾胃无力运化后形成的。吃进去的东西如果被身体利用了就是好东西，如果身体虚弱，无法利用，这些"营养"就会成为痰湿，阻碍气血运行，引发各种疾病。

（2）肥胖类型二：脂人

脂人是指脂肪量略多，且均匀地分布于全身，虽然整体看起来有些胖，但却是身材匀称的人。

这样的人，多生活优裕，美食充足，但运动比较少，一般身体没有什么太大的问题，甚至有些人会一直如此。但也有些人随着年龄的增长，正气开始不足，随之进入膏人的状态。

（3）肥胖类型三：肉人

还有一种人，吃得特别多，而且喜欢吃肥甘厚味，身体肥胖，但是身上的肉非常结实，我们通常会用"壮实"来形容这种人，在《黄帝内经》中这类人被称为"肉人"。

这种人的身体大多很强壮，但虚实之间的转化往往非常迅速，这样的人一旦运动量减少或年龄增长，就会变成虚实夹杂之人，从而出现各种疾病。

•肥胖会带来什么健康隐患？

一般情况下，我们开始关注肥胖，多数是因为身上的赘肉影响到自身的外形了。比如：过去买的衣服，都穿不上了；穿上衣服后，肚子会挺出来，看上去非常不美观。这时候再看看那些身材好的人，处处散发着健康的魅力，于是就开始无比渴望自己也能拥有好的身材。

可是，身材的不美观只是小问题，肥胖带来的健康隐患才是最大的问题。

（1）肥胖的人，心血管会出现相应病变

肥胖的人，痰湿堆积，气血瘀滞，心血管会出现相应病变。

比如，肥胖的人冠心病和高血压的发病率是正常人的 5~10 倍。从解剖学的角度来看，肥胖会导致心脏肥大，后壁和室间隔增厚，同时伴血容量、细胞内和细胞间液体增加，心室舒张压、肺动脉压和肺毛细血管楔压均升高，所以肥胖患者猝死的发生率明显高于普通人群。而身体是一个整体，这些变化还会导致多个器官发生病变。

（2）肥胖的人，呼吸系统也特别容易出问题

因为肥胖的人痰湿较盛，而痰湿阻肺会使呼吸道受阻，使肥胖患者的肺活量降低，导致肺功能异常。比如，肥胖性低通气综合征

会使人出现各种呼吸问题，甚至发生睡眠中呼吸暂停的情况，严重者可致肺心综合征，引发低氧、发绀、高碳酸血症、肺动脉高压，最终发展成心力衰竭。

（3）肥胖的人，心肺功能不好

在北方，经常在冬天看到这样的人，身体特别肥胖，呼吸吃力，咳喘不止，通常这些人的心肺功能不好。 且这样的患者调理起来特别困难，因为他的肥胖状态很难在短时间内改变，药物可以起到的效果非常有限。每次遇到这样的患者，我都感到特别棘手。

（4）肥胖的人，引起的代谢类疾病也很多

据我观察，很多肚子大的男士都很难逃过糖尿病这一劫，只是发病时间早晚而已。至于肥胖引起的其他身体问题，比如，关节问题，男士的阳痿，女士的闭经、多囊卵巢综合征、不孕等，实在是多得难以尽述。

我所见到的百岁老人中，没有一个是大胖子，基本都是身材偏瘦的，我认为这是因为身体各个器官的负担小，所以出现的问题也少。

·如何摆脱肥胖？

我们如何才能摆脱肥胖呢？

我总结了四句话：**减少摄入，增加消耗，扶助正气，排除痰湿。**

（1）减少摄入

现代人吃得太好了，摄入的营养可能是人类有史以来最多的时候了。现在我们坐在家里就可以点外卖，稍有不慎，就会营养摄入过多。现代人脂肪类的食物吃得多，而很多人工饲养的畜禽是用激素喂养出来的，常食这类肉会使我们变得肥胖。

有的人吃素也很胖。我认为这是因为在烹饪素食的时候，为了让味道更好，烹饪者会在烹饪过程中加很多油的原因。

甜食的热量很高，吃多了会导致身体肥胖。但现在很多人已经不习惯喝白水了，经常用喝饮料代替白水，其实饮料中的糖分是比较高的，这种饮食习惯，也会导致人变得肥胖。

很多人都是"吃货"，各种美味都想品尝一下，但品尝过后却难以克制自己对美食的欲望。过去的人，有欲望没条件，所以食物对人体的伤害比较小；现在条件好了，有欲望就能实现，所以这种对美食的欲望就变成了祸根。

有一次我去赴宴，桌子上满是美味佳肴。但坐在我旁边的一位太极拳师父吃完一碗面后，就不再吃了，只是淡淡地看着大家吃，和大家聊天。我还一直劝他多尝尝，人家只是礼貌地道谢，却没有再吃任何东西。再看看他的身材，那叫一个标准。我顿时醒悟，晚饭岂不就是一碗面就足够了，多吃进去的食物都会成为痰湿。这位太极拳师父的定力，实在让人佩服。

您一定要清楚，摆脱肥胖，绝对不是靠不吃饭。

当然如果有条件，您可以在专业人士的指导下进行辟谷。但多数人是没有这个条件的，所以大家一定不要自己辟谷，那种每天只吃两根黄瓜的减重方式，只会损伤身体的气血，对身体造成的危害会很大。作为普通人，能够做到减少欲望，面对美食浅尝辄止，就足够了。

另外，对于热量比较高的食物，我们确实要减少摄入，比如，油炸食品、高糖饮料、奶油蛋糕等。如果您在跑步机上锻炼过就会知道想要消耗 200 千卡的热量需要锻炼多久，但一瓶饮料的热量可能会超过 200 千卡。

（2）增加消耗

增加消耗就是多运动。现在人的运动量太少了，我自己也是，自从买了车，我就慢慢胖起来了，这和运动量减少了有关。

记得我父亲说过，当年他上大学的时候，下了火车，为了节省车票钱会步行从沈阳南站走到辽宁大学。过去农村的农民体形大多数都偏瘦，为什么呢？农民每日看着一望无际的田地，需要耕地、浇水、除草，有这样的运动量的人很难变成大胖子。

可是现在我们就连洗衣服也很少手洗了，都是丢在洗衣机里洗，上楼要乘坐电梯，出门不是乘坐公交就是私家车，运动的机会越来越少。**能量只进不出，人自然会变得肥胖。**

因此，每顿饭少吃一点儿，保持七分饱，找机会运动，如能步行就不要乘车，是最简单、有效的减肥方式。

大家可能会说："这么简单的道理，还用你说，谁不知道啊！"

其实，减肥真的没有那么复杂，任何专业人士谈到减肥，如果抛开这几点，基本都是在投机取巧。

因此，有规律地运动非常必要。大家可以打开自己微信里的

补脾篇

"微信运动"功能，这样，您朋友圈里的人每天走多少步，您的排名如何，就都显示出来了。这有一个好处，就是可以不断激励和督促自己运动。

走路是一项非常好的运动，不仅可以调理气血，还可以避免一些不当的剧烈运动造成的伤害。中医大师赵绍琴老先生就特别推荐这种运动方式。我现在每天都会坚持走一两小时，我感觉坚持一段时间以后，身体状态有了很大的变化。

当然，如果您气血不足还每天坚持走两万步，并且节食，这样的做法会对您的身体造成很大的伤害。所以，一定要在正气充足的情况下增加运动量。

（3）扶助正气

扶助正气，要根据自己的体质来选择合适的方式，气虚的人要补气，血虚的人要养血。

中医认为肥胖者多为气虚，因此，我建议肥胖患者要以补气为主，您可以服用补中益气丸、香砂六君丸等中成药来增强正气，调理脾胃。

（4）排除痰湿

最后肥胖的人还需要排除痰湿，其实排除痰湿就是排出身体内利用不了的营养物质。我推荐的方法是食用发酵食品的同时配合艾灸。

下面我具体介绍一下适合肥胖者的艾灸的穴位。其中一个穴位叫"痞根"，是明代医者张景岳的经验用穴，此穴的简便取穴法是找到后背脊柱正中线与肚脐的的水平线交汇的位置，在交汇点左右两侧各 3.5 寸可以用手摸到动脉跳动的感觉，当然如果肥胖过于严重有可能没有办法摸到动脉的搏动，但只要位置对了就可以。艾灸的时间和频率是每次二十分钟左右，一天两到三次。

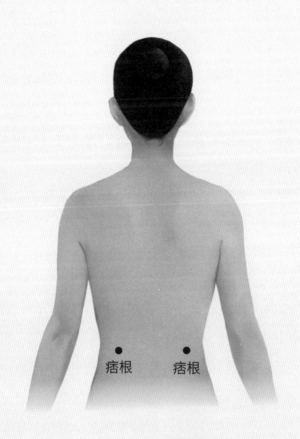

这里的 3.5 寸是以自身的人体比例为准的，具体方法是自身食指、中指、无名指和小指四指并拢，以中指中节横纹高度为准的四指宽度为三寸，这种取穴方法叫"手指同身寸法"。我用这个穴位来帮患者调理腹部肥胖效果还不错。

2 强壮脾胃助您摆脱耳鸣，
从此安静地入睡

• 脾胃虚弱是耳鸣非常重要的诱因

很多人都有过耳鸣的体验，一般人只是偶尔会出现这样的症状，所以都不是很在意，但对于耳鸣症状严重的患者来讲，感受却完全不同，他们常常因为一刻不停地耳鸣变得情绪烦躁，彻夜难眠。

耳鸣的原因有很多，其中脾胃虚弱也是引起耳鸣的因素之一。《黄帝内经》认为耳鸣也与脾胃有关——九窍的问题，皆肠胃之所生。**其实，我认为脾胃虚弱是耳鸣非常重要的一个诱因。**

比如，很多人到了饭点儿不吃饭，饿着肚子工作，这会导致脾胃受伤，中气不足。而人体内气机的升降，全靠中气斡旋。脾胃正常，则轻清之气得升，浊阴之气得降，如果升降紊乱，浊气在上，蒙蔽清窍，就有可能引起耳鸣。

我认识的患耳鸣的朋友基本都有饮食不节的问题，要么胡吃海塞，要么饿着肚子工作很久，甚至为了工作可以午饭、晚饭都不吃。

这类人的耳鸣都有什么特点呢？

这样的人耳鸣的声音会比较低沉，劳累过后会加重，并且伴有头晕无力的症状。

著名中医大师干祖望老先生特别擅长治疗耳鼻喉科的疾病，是中医界的老前辈。他对耳鸣的论述非常经典，尤其是对耳鸣的音调、音高的分析十分具有参考意义，对我的启发非常大。

除此之外，由于脾胃虚弱导致耳鸣的患者还会有哪些表现呢？

还会出现精神倦怠，四肢无力，脾胃功能衰退，饭量少，饭后腹胀，大便不易成形，面色不华，稍微一动就会出汗，感觉精力不足，脉大而濡软，舌质胖嫩、淡白，最主要的是舌边有齿痕。

这样的人如果想治好耳鸣，一定要放下追求速效的想法，只有认真调理脾胃，好好吃饭，保护好自己的中气，耳鸣的症状才能缓解。

• 早上服用补中益气丸，晚上睡前服用归脾丸或益气聪明丸、参茯五味芍药汤

由脾胃虚弱导致耳鸣的人，可以服用中成药治疗。您可以早晨吃完饭以后服用补中益气丸，晚上睡前服用归脾丸，也可以用李东垣创立的益气聪明汤来调理。现在益气聪明汤已经被做成中成药了，在药店这个中成药的名字是益气聪明丸。如果有条件您也可以找专业的中医在此方的基础上进行加减。

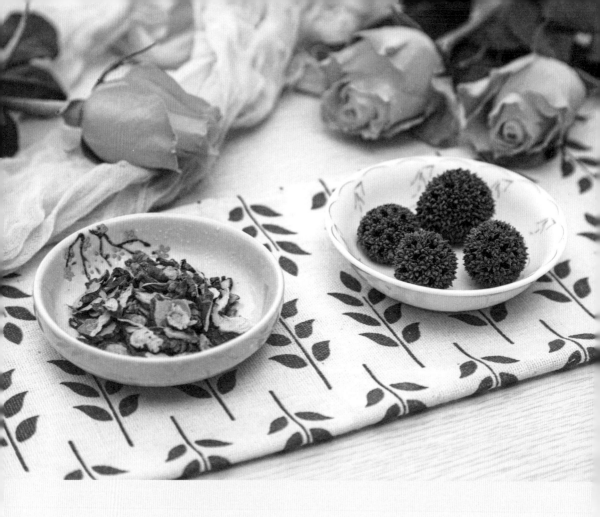

您可以用石菖蒲六克、路路通九克，熬水，把这个水分成两份，分别送服两个中成药，这个石菖蒲和路路通是药引子。

我也曾用黄元御的升降脾胃之法来调理过这种证型的耳鸣，效果也非常不错。

有一次我录完《百家讲坛》出来，有位电视台的领导告诉我他耳鸣很多年了，一直在服用补肾的药物，可是没有什么效果。于是，我就给他用了调理脾胃的升降功能的思路，用的就是清代黄元御治疗耳病的方子——**参茯五味芍药汤**。

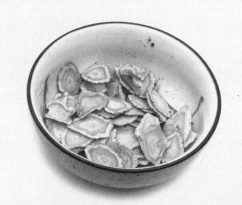

参茯五味芍药汤

配方：茯苓 9 克，法半夏 6 克，甘草 6 克，人参 9 克，橘皮 9 克，五味子 3 克，白芍 9 克。

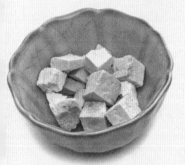 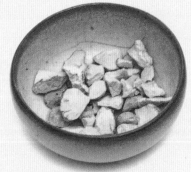 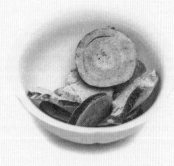

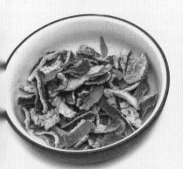 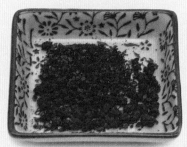 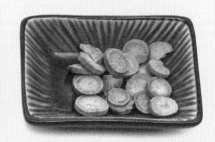

做法：① 将以上药物冷水浸泡 30~60 分钟，用水量以高出药面为度。

② 将以上药物连同浸泡药的水一起放入砂锅，小火煮沸后再煎 30~40 分钟，滤出药汤。

③ 在砂锅中，加入第一煎药时 1/3~1/2 的水量，小火煮沸后再煎 20~30 分钟，滤出药汤。

④ 将两次煎煮的药汤混合后分为 2 份，早、晚饭前 1 小时各温服 1 份。

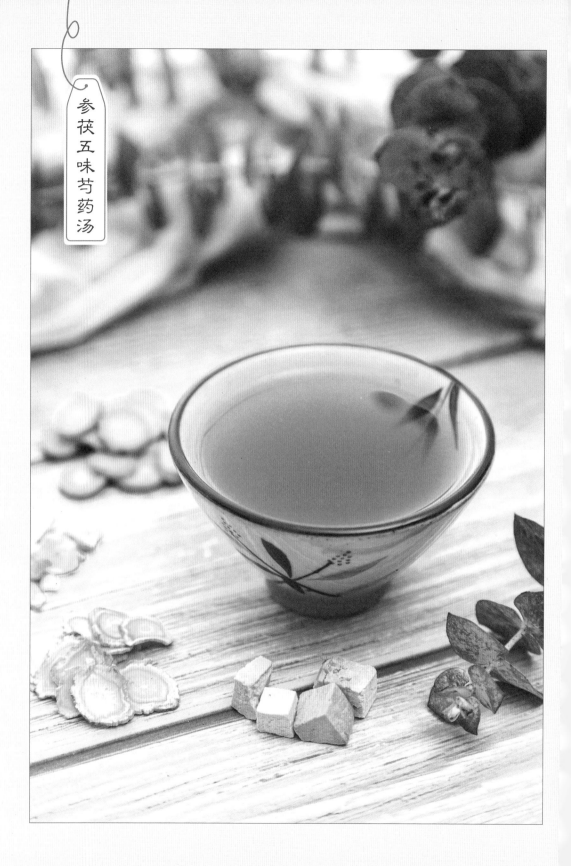

参茯五味芍药汤

这位领导服用此方后，觉得效果非常好，也打消了他对调脾胃可以治疗耳鸣这一观点的质疑。

原方中法半夏的用量为 9 克，但临床上我发现用 6 克的效果会更好，同时我还在方子里加了点儿**石菖蒲和路路通**。

这个方子中的茯苓是健脾祛湿的，用这味药主要是想让脾气健运后，清气得以上升。其他药物也都有理气、补气的功效，法半夏降胃气，橘皮理肺气，人参补肺气，五味子收敛肺气，白芍酸收柔肝。

黄元御认为脾胃之气升降正常了，耳鸣的症状也就消失了。

3 有了桔梗元参汤，
花红柳绿的时候不再打喷嚏

• 为什么您会过敏？

可以致敏的元素无处不在。那为何有的人就会过敏，有的人就不会过敏呢？为何单单是您过敏了呢？其实问题的根源在您自己，是您的身体状况导致了这种过度反应的发生。

在这个世界上，我们不可能永远躲避某种事物。而且这些过敏人群，也不都是生下来就对某种物质过敏的，很多都是逐渐发展而来的。所以，调整好自己身体的偏颇，让自己适应大自然，才是正确的解决方式。

从中医的角度来看，患有过敏性鼻炎的人究竟身体出了哪些问题呢？

其实，很多身体问题都可能使您患上过敏性鼻炎，所以中医对此病的分型也非常多。其中阳气不足的证型，应该是占比最大的。

阳气不足之人，防卫功能较差，会导致外邪容易入侵，而外邪进入体内后正气又无力抗邪外出，残留在体内的邪气就会汇聚在口鼻之处。一般情况下身体不会出现明显的不适，但会处于一种低水平的平衡状态，外邪和正气暂且相安无事。

但是，一旦外界有所变化，体内的阳气开始上升，身体识别到此处有外邪需要清除的时候，您就会开始打喷嚏了。

比如，清晨人体内的阳气开始上升，过敏性鼻炎患者就容易打喷嚏。我记得小时候，我家楼上的邻居每天清晨都会喷嚏连连。

春天也是阳气上升的时候，此时人体的气机开始旺盛，试图将外邪排出体外，这也会导致您不断打喷嚏。

突然进入阳光充足的地方，有些人也会打喷嚏。很多人认为这是阳光刺激了鼻黏膜，其实不然，这也是阳气旺盛，试图驱寒外出的表现。

总之，我们必须认识到，过敏性鼻炎患者的病因是正气不足。虽然打喷嚏是体内阳气上升的一种表现，但阳气也只是暂时有所恢复，并不足以将外邪完全清除。这也是为何过敏性鼻炎患者总是喷嚏连连的原因。

·过敏性鼻炎（变应性鼻炎）都有哪些临床表现呢?

过敏性鼻炎的典型表现是，会有阵发性喷嚏，清水样鼻涕，鼻塞和鼻痒的情况，部分患者伴有嗅觉减退的问题。

具体症状特点如下：

①**喷嚏：** 每天数次阵发性发作，每次多于 3 个，清晨多发。

②**清涕：** 大量清水样鼻涕，有时会不自觉从鼻孔滴下（大家一定要记住，这种鼻涕是清的，像水一样，绝对不是黄色的，如果是黄色的，则与感染有关）。

③**鼻塞：** 间歇或持续，单侧或双侧，轻重程度不一。

④**鼻痒：** 大多数患者会感觉鼻内发痒，花粉症患者可伴眼痒、耳痒和咽痒。

如果您有这些症状，就要考虑自己患有过敏性鼻炎了。

• 有过敏性鼻炎，喝桔梗元参汤，加服金匮肾气丸或补中益气丸善后

中医治疗此病，多用防风、荆芥、白芷、独活、辛夷等散寒祛风之品和补中益气的药物——这是一般的治疗方法。

而我给大家推荐的是清代黄元御的桔梗元参汤，这个方子的组方思路比较特殊，主要是调理脾胃气机的升降，让脾气升清，胃气降浊，这样才能正气充足，祛除外邪。

自从我推广这个方子以后，有很多朋友都在使用，70% 的人都反映效果不错。

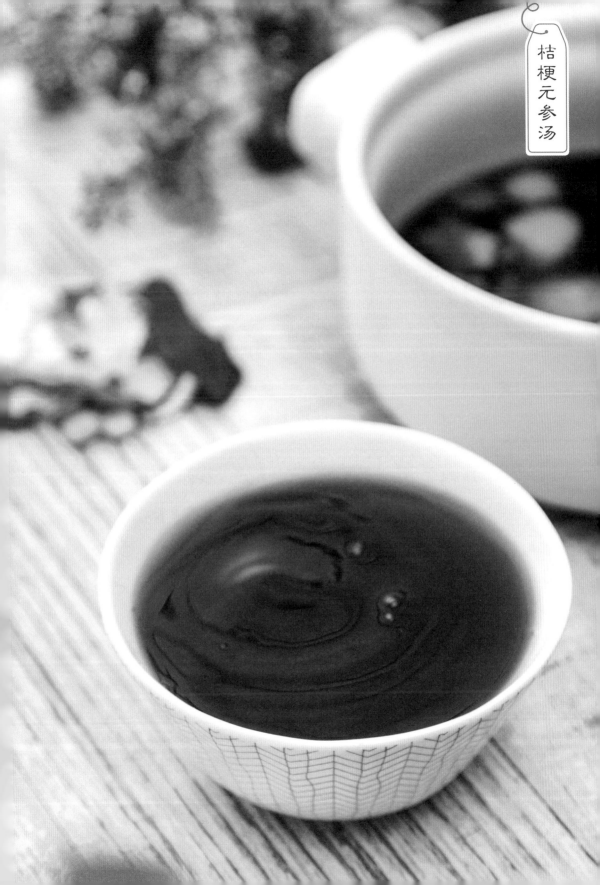

桔梗元参汤

配方：桔梗9克，玄参9克，杏仁9克，陈皮9克，法半夏6克（原方是9克，现改为6克），茯苓9克，甘草6克，生姜9克。

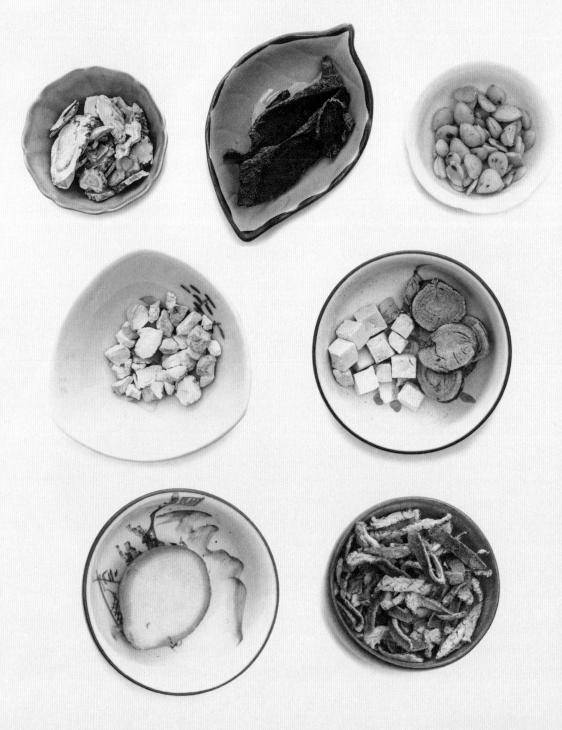

做法：① 将以上药物冷水浸泡 30~60 分钟，用水量以高出药面为度。

② 将以上药物连同浸泡药的水一起放入砂锅，小火煮沸后再煎 30~40 分钟，滤出药汤。

③ 在砂锅中，加入第一煎药时 1/3~1/2 的水量，小火煮沸后再煎 20~30 分钟，滤出药汤。

④ 将两次煎煮的药汤混合后分为 2 份，早、晚各服 1 份，饭后温服。

叮嘱：孕妇忌服。

但任何疾病都不止有一个证型，一个方子也绝对不能解决一种疾病的所有证型，这是一种比较客观的认识。但如果某种证型占了此病的绝大多数，此证的治疗思路就有必要向大众普及。

一般服用五服到七服即可，此方可以调理脾胃气机升降，调畅肺气，使正气得以舒张，对过敏性鼻炎的治疗效果非常不错。唯一需要注意的是，此方只适用于鼻流清涕的患者，鼻流黄涕的患者不可服用。

虽然桔梗元参汤的效果显著，但有的朋友反映，停用后病情还会反复。

那此病该如何善后呢？

我的方法是，在服用此方见效后，可以服用金匮肾气丸或补中益气丸来继续扶助正气。

4 有的人一到下午就肚子胀，怎么办？

• 为什么有的人一到下午就肚子胀？

有朋友问我："为什么我的肚子会每天下午三点多就开始胀，六七点的时候最重，晚饭基本吃不下多少东西，即使是这样肚子也鼓得跟怀孕似的。但奇怪的是晚上睡一觉，早上起来肚子又不那么鼓了。上午好像还正常，一到下午三四点就又开始鼓了，这是为什么呢？"

开始的时候他以为是自己变胖了，因为现在很多男士都有小肚腩，但他感觉大起来的肚子似乎并不都是肉，如果都是肉的话，早晚不应该有变化。我看了他的舌脉，舌象是比较典型的脾虚舌象，舌体胖大，颜色淡，舌边有齿痕。

这是一个非常特殊的病证，其实很多人或多或少都有过这样的症状，只是严重程度不同罢了。而且这一病证还具有明显的季节性特点，一般秋冬较容易出现，春夏会少一些。

那这种情况到底是怎么回事呢？

这种情况多数是因为人体正气不足，刚开始可能是脾气虚，然后逐渐发展成脾阳虚，无力运化水湿，导致水湿内困，加重气虚、阳虚的问题。当然也有个别人的症状是因为肥甘厚味吃多了，导致体内湿热过盛，或者是因为气滞导致的气机郁阻，但是多数患者都是因为脾气虚或脾阳虚。

这样的人往往特别喜欢吃寒凉的东西，比如，生冷的水果、冷饮、海鲜等。寒凉的东西会使阳气受伤，这是外因；内因是自己的正气不足，往往这样的人都缺乏运动，阳气无法鼓动，又因饮食劳倦消耗了正气，导致气虚或阳虚变得更加严重。

除此之外，房事不节，损伤肾气，会导致肾阳无法为脾阳提供元阳之气；再次是情绪不佳，肝气不舒，肝气横逆克脾土，也会使脾胃受伤。

在当今社会还有一个重要原因——过度服用寒凉之药，这样也损伤阳气。

而春夏天气温暖，体内的阳气还算充足，可是一旦到了秋冬季节，天气变凉，体内的阳气就显得不足了，运化水湿的能力就会下降，导致水气互结，阻遏气机，出现腹胀的症状。

这就是人体与大自然相对应的结果，不仅一年中会有这样的变化，患者的症状早晨轻晚上重，也是一天中阴阳变化的结果。

气虚到一定程度后还会出现什么情况呢？

会气机下陷。张锡纯认为，大气在胸中，大气下陷的时候，人会觉得提不上气来，往外呼气的时候呼不出去，觉得憋闷不堪。

遇到这种情况，张锡纯一般用专门治疗大气下陷的升陷汤来帮患者调理，主要成分是生黄芪，其次配伍了一点儿往上提升气机的药物。很多人用了这个方子以后，气陷的症状立刻就消失了。

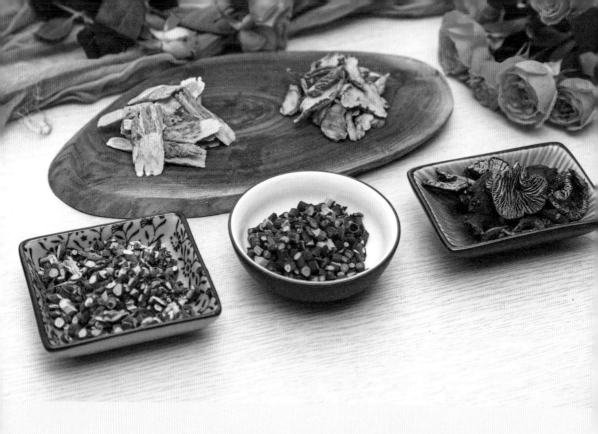

升陷汤

生黄芪、知母、柴胡、桔梗、升麻

古代金元四大家之一李东垣也有相似的治疗思路。

李东垣认为，**中气下陷往往是由于脾胃功能差，脾胃无法吸收食物中的营养物质，慢慢变得虚弱，无法把气往上提，结果中气就会往下走。**

他治疗中气下陷用的方子是补中益气汤，补中益气汤的主要成分也是生黄芪。李东垣的补中益气汤是以调理脾虚为主，同时兼顾血虚。而张锡纯的升陷汤主要是调理心肺的，治疗的是大气下陷之证，病证更为严重。

补中益气汤药性较为缓和，是先调理脾胃，然后慢慢把气往上提。两个方子虽稍有差别，但从根本上看，都是补中气，治疗气虚的。而这种气虚下陷的人，很容易出现肚子胀的情况，这种症状被称为少腹鼓凸，也就是小肚子总是鼓起来。

补脾篇

这种病证的特点是：

第一，肚子是软的。虽然看起来肚子胀得很大，但按着却是软软的。去医院检查，里面也没长什么东西，也就是说里面没有肿瘤、积水、积液等。

第二，都伴有各种虚弱的表现。首先，这种人的脉会特别弱，尤其是右手的寸脉会特别弱；其次，这种人会长期处于疲惫状态，总是感觉很憔悴，没有力气。

第三，这种人食用寒凉的东西后肚子会鼓得非常明显。有的患者只是吃了点儿凉的水果，肚子马上就会胀起来。比如，吃一个西红柿、一个苹果或者几片凉的西瓜，肚子马上就胀起来了。

肚子一旦胀起来，患者就无法进食了，因为有气顶在里面，所以这样的人到晚上饭量会非常小。他们自己也会觉得特别奇怪，为什么我晚上吃那么少，肚子还是这么胀呢？其实这在中医上叫气虚不运，就是正气已经虚到一定程度了，无法运化食物，所以稍微进食一点儿东西对脾胃来讲都是巨大的负担，肚子就会胀很久，甚至一晚上都不能缓解。

• 为什么很多人睡醒一觉后肚子又不胀了呢？

因为只有在睡觉的时候您身体的消耗才是最少的，正气的消耗也是最少的，此时正气稍微充足一些，又能一点点运化食物了，所以肚子胀的症状也就缓解了。

这样的人喘气的时候会觉得憋闷。这种喘气憋闷的感觉是这样的：觉得往体内吸气的时候肚子里有气顶着，没有办法再容纳吸入的气体了，所以吸气会变得困难。这是著名中医李可老先生总结的。

张锡纯则认为不仅是憋闷，已经到了呼气困难的地步，为什么会这样呢？

因为张锡纯所遇到的大多是大气下陷的病患，这种情况下患者出气的力量都已经没有了。

因此，一般还是表现为吸气困难的患者较多，这种人晚上吃完饭后，肚子胀得喘气都有点儿费劲。再结合舌体胖大，舌边有齿痕的舌象，这就是气虚的典型表现。

• 一到下午就肚子胀，早上吃补中益气丸，晚上服金匮肾气丸

如果遇到这种情况，该怎么办呢？

第一，千万不要再吃凉的东西了。您可以进行艾灸让身体温暖起来，保护好自己的脾胃。

第二，赶快服用中药。中药会很快让您恢复过来，如果附近有中医的话，您可以请中医给您开个方子，比如，补中益气汤或升陷汤。

著名中医李可老先生，专门论述过少腹鼓凸症。他经常在方子里加点儿补骨脂、胡桃等，因为他认为如果气虚太严重，这个人容易出现下虚的表现，加点儿补肾的药物，再加点儿红参，可以增强治疗的效果。

您可以请中医参照李可老先生的思路去开方。如果没有找中医，我再告诉大家一个更为简单的方法，就是吃中成药补中益气丸。

当年李东垣在治疗这种病证的时候用的是补中益气汤，而且当时的药量也不大，现在我们把它做成丸剂，即补中益气丸，每天按时按量服用，也能慢慢缓解症状。很多朋友都反馈说，吃着吃着，症状就消失了。这说明中气补足了，中气足了以后气往上一提，就不会出现少腹鼓凸的症状了。

罗博士叮嘱

我的经验是在吃补中益气丸的时候配合上金匮肾气丸效果会更好。比如说早晨吃补中益气丸，晚上吃金匮肾气丸，对肾阳不足的人来说，症状改善更为明显。

我用的这个方法来自明代龚廷贤。龚廷贤是明代的名医，曾给鲁藩王的妃子治过病。王妃患的是臌（gǔ）胀，肚子胀得特别大，导致喘气都很吃力，病情十分危急。一般人都会用理气的思路来治疗此病，但当时按照这种方法给王妃治疗不但无效，反而病情越来越重了，最后请来的医生都束手无策，于是就去请龚廷贤。

当时龚廷贤用补中益气的方法帮王妃治疗，而且在方中重用人参。这让其他医生瞠目结舌，他们都认为此时王妃体内的气机郁滞得非常严重，就应该理气，怎么能补呢？

估计当时鲁藩王心中也有无数个问号，但由于按照原来的治疗思路一直都不见效，鲁藩王决定试一试。

结果一夜之间，王妃就感觉舒服多了，于是鲁藩王继续请龚廷贤来治疗，最终龚廷贤用滋补的治法让王妃痊愈了。后来，鲁藩王重金奖赏龚廷贤，没想到他竟然没有收，这让鲁藩王觉得此人非同一般，于是两人结为好友，鲁藩王还送给龚廷贤一块"医林状元"的牌匾，让他做了御医。当年龚廷贤可谓名重一时啊。

龚廷贤对治疗这样的病证有个特殊的思路，就是早晨起来，服用补中益气丸，傍晚服用金匮肾气丸，每天这样交替服用。因为早晨脾经当令，傍晚肾经当令，这样服用药物效果甚佳。

我就是按照龚廷贤的这个思路，给这位朋友服用的，让他早晨用干姜水送服补中益气丸，傍晚服用金匮肾气丸，结果他坚持了几周，肚子胀的情况已经明显改观了。

但需要注意的是，您在坚持服用药物的同时，一定要调整不良的生活习惯，尽量减少对正气的消耗，静养一段时间。因为这个病很容易因为不良的生活习惯而复发，这都是古人的经验啊！

患有此病的人一定不能食用西瓜、冰激凌、冰啤酒等寒凉的东西，常温的矿泉水最好也不要拿来就喝，养成喝温水的习惯，对此症的调理比较有好处。

除此之外，脾阳虚的人还可以进行艾灸或用温热之药进行药浴、泡脚。

我推荐给大家一个温阳泡脚方。

温阳泡脚方

配方：艾叶3克，干姜3克。

用法：熬水，将热水晾到自己可以接受的温度，趁热泡脚。

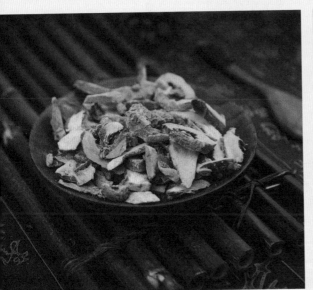
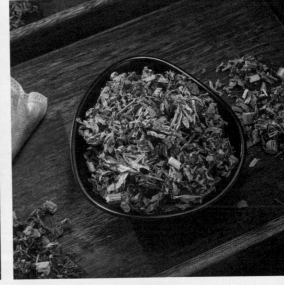

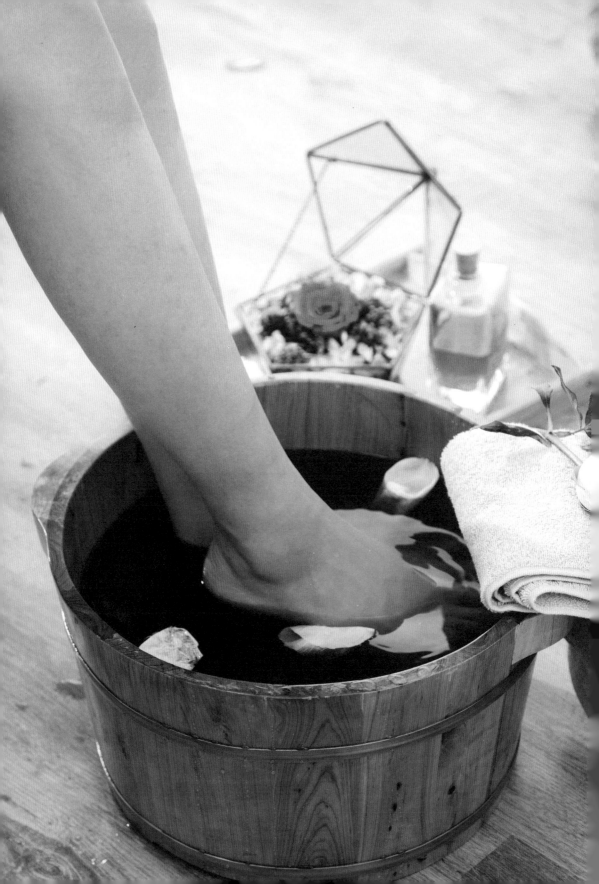

这个方法可以起到温养身体的作用，但有时肾阴不足的人也会出现中气下陷的情况。

　　我就碰到过这样一个病例，一位朋友舌头颜色是红的，属于阴虚的舌象，但他却有明显的气虚表现，气虚和阴虚加在一起在中医上被称为气阴两虚。当时我就告诉他，每天早晨服用补中益气丸，晚上服用六味地黄丸。坚持服用两周后，朋友告诉我效果非常不错。

　　我要提示大家的是少腹鼓凸症是中气受伤、阳气受损的表现，患有这一病证的人一定不能喝凉水，吃寒凉的东西。我们要一点点培补正气，当正气充足以后，气就不会往下走了。如果不及时进行调理，气虚严重，无力固托，有可能导致胃下垂、子宫脱垂、脱肛等问题。

5 病后的饮食调理

• 为什么吐泻之后，人都会变得虚弱？

有一次我在外面吃到了不干净的食物，回到家后就开始腹泻，脘腹疼痛，一夜水泻数十次，还有点儿发热。老话说得好，有啥别有病。那次真是让我感受到了生病的滋味。当时我给自己服用了一次藿香正气丸和苋菜黄连素片，苋菜黄连素片是我在南方的时候买的一种中成药，正好用上。

估计会有朋友问："您怎么不给自己开个方子啊？怎么用中成药呢？"其实，虽然当时我真的很难受，但依据当时的病情来看并不是什么大病，我觉得用中成药调理就足够了。而且我是在夜里腹泻的，那个时候也没有地方可以抓药。

又有朋友问了："你们中医不是应该讲究养生吗？怎么能让自己生病呢？"

其实，无论是中医还是西医，也是普通人，人食五谷杂粮，哪能保证自己不生病呢？偶尔吃坏了肚子也是很正常的。当年名医张景岳还在书里坦言自己患了慢性腹泻，治疗了一年多才治好呢。

那次腹泻，我在服用药物以后，虽然仍是一夜难受，但到天亮时腹泻就停止了，身体也没有那么难受了，感觉已经恢复了。但在急性腹泻之后，我有一个特别的感觉，就是气虚，虽然看似一切正常，但总是感觉说话的时候有点儿没力气，提重物的时候会出虚汗。

这就使我想到了中医里的一句话——"吐下之余，定无完气"。

所谓"吐下"指的是呕吐和腹泻，是生病后导致的自然反应。比如，患了胃肠道传染性疾病后会出现上吐下泻的症状。另外在某种情况下，"吐下"会成为一种治疗手段。比如，金元时期的著名医家张子和，他特别擅长用"汗、吐、下"三法——用药物或者其他方法让患者发汗、呕吐、腹泻，使得邪气随之而去。

但无论吐、泻属于哪种类型，古人发现在吐泻之后，人都会变得虚弱。这是为什么呢？

一个原因是人生病的时候，身体为了与邪气抗争，会消耗自身的正气，尤其是在患急性病的时候，这种消耗会非常明显。比如，日常生活中我们会有这样的经历，一次严重的感冒过后，整个人走路的时候会感觉发飘，这种感觉可能会持续好几天，等身体逐渐恢复了，这种感觉才会消失。

而另外一个原因则是"气随液脱"，这是中医的一个术语，指大汗、大吐、大泻之后，人体的津液会大量丢失，气亦随津液大量外泄。

中医认为，津液是气的载体，津能载气，这就像"气为血之帅，血为气之母"的道理一样。其实，津液在体内也是流通的，起着滋润濡养和充养血脉等重要作用，而且津和液还稍有不同。

《黄帝内经》说："津液各走其道，故三焦出气，以温肌肉，充皮肤，为其津，其流而不行者为液。"

我们平时习惯于把两者统称为津液。

吐泻之后，津液会大量流失，这必然会导致气的亡失。

• 腹泻后，要服用参苓白术颗粒或补中益气丸来善后；呕吐后，口含两三片人参片

《伤寒论·辨阳明病脉证并治法》说："发汗多，若重发汗者，亡其阳……"

这句话讲的是如果大量发汗，导致津液外泄，阳气就会随之亡失。所以，宋代许叔微在遇到身体虚弱、正气不足的患者必须要用发汗的方法治疗的时候，都会先为患者补正气，等正气补足后再行发汗。而清代尤在泾在《金匮要略心典》中说："吐下之余，定无完气。"这句话就把吐泻后的特点明确地讲了出来。

因此，在大量丢失体液的情况下，患者最好能够稍微补一下脾气，我们把这样的调理过程称为善后。

我给自己服用的是参苓白术颗粒，这也是一个中成药，是治疗脾虚泄泻的，此时用上正合适。

但需要注意的是，必须是邪气已经清理干净后，才可以这样补，否则有可能闭门留寇。如果邪盛、正虚都比较严重，也可以攻补兼施。

对于腹泻后的患者，可以服用补中益气丸，但对于呕吐后的患

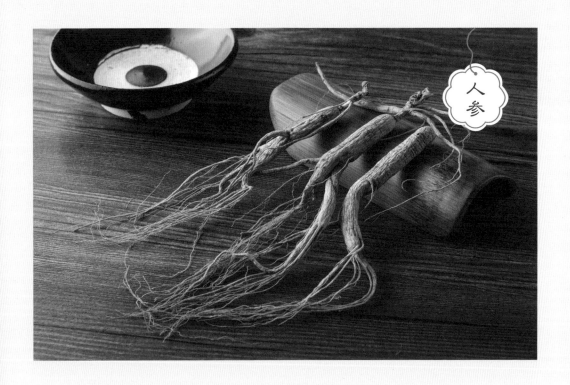

人参

者，就不要服用此药了，因为不必再将气机向上提了。此时最简单的方法是在口中含人参片，一天含两三片就可以了，这样也会起到作用。

•吐泻之后，不要"食复"

另外需要注意的问题是不要"食复"。所谓"食复"，就是在病后，因为饮食失节导致疾病再次发作。

在吐泻之后，人体的脾胃功能开始恢复，这时患者会由开始患病时毫无胃口的状态，变得开始有食欲，有的时候患者会觉得特别想吃某种食物。此时，有的人就认为特别想吃什么，就说明身体需要什么。

我告诉大家，这是一种错觉，胃口恢复后您自然就会想起某种喜欢吃的食物，但这并非您的身体真的需要。很多人在这个问题上犯了错误，感觉自己特别想吃某种肉，就必须要去大吃一顿来补偿一下自己，于是就猛吃一顿，结果导致胃肠道再次出现问题。

这个时候您一定要记住"吐下之余，定无完气"的道理，此时正气受损，尚未完全恢复，所以脾胃并不能承受大量难以消化的食物。一般情况下，我们在此时要吃一些清淡的食物来调理自己的脾胃，给它恢复的机会。

我在这个时候一般会熬一锅粥，然后第二天一天都喝这个粥，这样就感觉脾胃功能逐渐恢复了。古人一般会在粥里放一些菜叶，还要煮得烂一些。

我记得当时我喝了一天的白粥，最大的感觉是自己的味觉变得非常灵敏。我拿出平时喜欢吃的黄瓜咸菜一尝，立刻就能尝出一口浓浓的药味，这应该是腌咸菜时加的添加剂，平时我是尝不出来的，从此我便放弃了吃咸菜。

此外，吐泻后的恢复阶段，添加肉食也要逐渐增加食用量，而且最好刚开始吃那种做的软烂的肉才好。金元时期的朱丹溪也擅长使用泻法，但他在使用此法之后会让患者喝一些煮得非常烂的肉粥来扶助正气的恢复。

一般脾胃功能逐渐恢复后，怎么也需要几天的时间才可以恢复正常饮食，这样脾胃才能得到保护，不至于因病而受伤。

总之，这一夜的腹泻，让我对"吐下之余，定无完气"这句话体会深刻，所以分享给大家做个借鉴。

6 肾着汤，专治炎炎夏日的寒湿腰痛

• 为什么夏天您会腰痛？

有朋友向我咨询腰痛该怎么办，他说自己已经被腰痛的问题困扰很多天了，真的有种痛不欲生的感觉。我看了他的舌象后，推荐他用了一个经典的中医方子——肾着汤，他看到方中有干姜这味药后好奇地问我："夏季这么热的天，还需要用热药吗？"

这是个好问题，每年夏季全国大部分地区都会开启高温模式，那夏季出现的身体问题，是否都是热邪导致的呢？

在中医诊断过程中，面对患者最重要的首先是判断清楚疾病的阴阳属性，落到实处就是要分清寒热。寒热的大方向一旦搞错，下面所有的判断和治疗都不会正确。

很多人认为，在炎热的夏季我们所患的病证都是热邪导致的。

其实，实际情况与我们想的恰恰相反，此时受寒导致的疾病特别多。

比如，夏天晚上很热，很多人都喜欢开窗睡觉，人躺在窗边，过堂风吹着，自己又基本不盖被子，所以夏季出现腹痛、腹泻、肢体疼痛的人不计其数。

还有的人是吹着空调睡觉，睡前又总忘记调节空调的温度，所以一夜都被冷气吹着，第二天起来腰痛不已，这种情况也是非常常见的。

冬天我们知道白天要穿得暖，晚上睡觉要盖好被子。可是，夏天这些问题就容易被忽视，我们睡着凉席，最多只盖一床毛巾被，此时如果有寒邪，几乎百发百中。所以，**在夏天越是炎热，受寒的机会越多。**

此外，夏天我们的饮食习惯也与冬天不同。夏天天气炎热，我们最喜欢吃寒凉的食物、喝冷饮。经常有人吃完一整个冰镇西瓜后，肚子鼓鼓地就躺下睡觉。

有朋友问："这不是夏天的常态吗？有问题吗？"

有问题的。这会导致体内水湿停聚，而水湿易困脾土，所以此时脾更容易出问题。

南方地区湿气很重，人也更容易被水湿伤到。在这种情况下，一旦感受寒湿，更容易引起寒湿困脾，导致呕吐、胃痛、腹痛、腹泻等问题。此时，可以用藿香正气水或藿香正气胶囊来解除危机。

• 寒湿导致的腰痛，用张仲景的肾着汤一治就好

寒湿困脾后，另一个容易出现的症状是腰痛。

对于这种病证，中医会用张仲景的一个经典方子——肾着汤来调理。

张仲景在《金匮要略》里是这样描述此病的：

肾着之病，其人身体重，腰中冷，如坐水中，形如水状，反不渴，小便自利，饮食如故，病属下焦，身劳汗出，衣（一作表）里冷湿，久久得之，腰以下冷痛，腹重如带五千钱，甘姜苓术汤主之。

其中，从"腰中冷，如坐水中"和"腰以下冷痛，腹重如带五千钱"可以看出，张仲景强调此证的临床表现有两个特点，一个是冷，一个是痛。而这种疼痛可以用温热的方式来缓解，说明疼痛是因寒而起。

这个方子的组成非常简单，医圣张仲景写的剂量是：甘草、白术各二两，干姜、茯苓各四两。这个甘姜苓术汤，也叫甘草干姜茯苓白术汤或肾着汤。

那现在这个方子中的药物用量应该是多少呢？

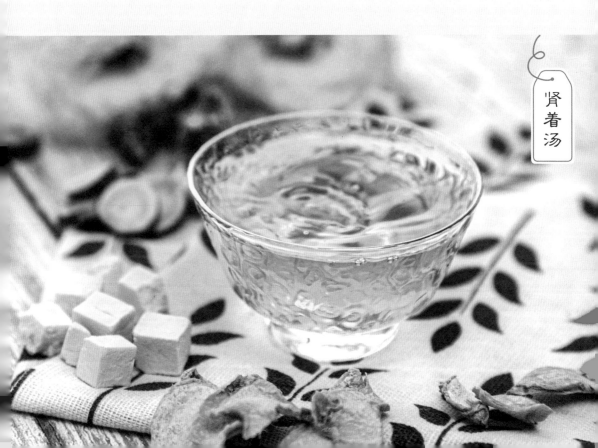

肾着汤

配方：甘草 10 克，生白术 15 克，干姜 20 克，茯苓 20 克。

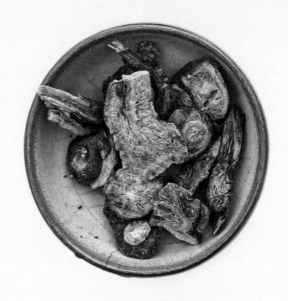

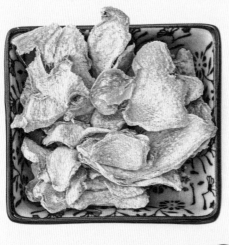

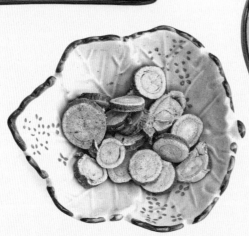

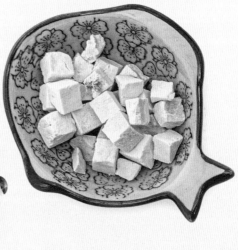

做法：① 将以上药物冷水浸泡 30~60 分钟，用水量以高出药面为度。

② 将以上药物连同浸泡药的水一起放入砂锅，小火煮沸后再煎 30~40 分钟，滤出药汤。

③ 在砂锅中，加入第一煎药时 1/3~1/2 的水量，小火煮沸后再煎 20~30 分钟，滤出药汤。

④ 将两次煎煮的药汤混合后分为 2 份，早、晚饭前 1 小时各温服 1 份。

这个方子有温肾散寒、健脾除湿的作用，主要通过补土制水、温化寒湿来治疗寒湿为患的腰痛。

所谓"肾着"，是肾为寒湿所伤，疼痛以腰部为盛的病证。实际上肾着汤方中的药物主要是治疗太阴中焦寒湿之证的，而肾属少阴，腰为肾之外府，"着"指中焦寒湿下着于肾，肾受寒湿之邪所伤，就会出现腰及腰以下冷痛的症状。

在这个方子里，我们通常会用生白术。

一般药店里的白术有两种制品，一种是炒白术，一种是生白术。如果我们写成"白术"，一般药店会认为是炒白术。而祛除腰间水湿用生白术的效果更好，所以最好写成"生白术"。

另外，张仲景把方中干姜和茯苓的量用到了白术和甘草的两倍，很多医家在临床中也体会到这样的配伍比例是有道理的，干姜和茯苓的量要用足才有效果。

在临床中，很多中医遇到寒湿导致的腰痛都会用此方来打底，再加上一些强筋壮骨的中药，如杜仲、续断、骨碎补等，来增强药效，这个思路也是不错的。如果简单一些只用原方，对于寒湿为患的腰痛也是能很快见效的。

此外，在治疗的时候，如果能配合上艾灸、拔罐、药浴等方法，效果一定更好。

7 便秘总是不好，可能只是没用对药

在便秘虚证里，有气虚、阳虚、血虚三种类型，那为何要讲虚秘呢？这是因为，人们一提到便秘就觉得这是实证，就会用西医的泻药，中医的大黄、番泻叶等来泻，这是不正确的，其实在便秘的人群中，虚秘的人也很多。对于虚秘之人，越是强行通便，越容易伤及正气。

•气虚秘怎么办？杏仁露冲服补中益气丸

我们先来讲讲气虚引起的便秘。

这种情况是正气不足导致的便秘。临床上表现为排便艰难，但便出后会发现大便并不干硬，这是张景岳总结出来的规律。

有的时候也会表现为虽有便意，但临厕努挣而汗出气短，便后乏力，面白神疲，肢倦懒言，语声低怯，舌淡嫩，苔薄白，边有齿痕，脉细弱。

这种情况的便秘，大家一定要记住不能着急通便，要缓缓补气，将正气补足后，反而可以达到通便的效果。

您可以选用中成药**补中益气丸**来补充正气。如果一时觉得大便不通很难受，可以用杏仁露冲服补中益气丸，因为杏仁可以开肺气，通大肠，起到通便的效果。

有一位电视台的女主持人，有一天突然发微信给我，说自己最近身体出了点儿小问题，不知道为什么开始便秘了，而且感觉自己整个人的状态都不对。

我让她把舌头的照片发送过来，看到她舌头的照片后我发现她是舌苔满布的舌象，舌体还稍微有点儿胖大，这是水湿过重，脾虚的表现。

于是我问她："最近是否感觉自己特别疲乏？"其实我知道问了也白问，因为电视台的工作是非常劳累的，结果她立刻回复了我，并且再三强调自己最近感觉特别没有力气。这让我更加确定自己的判断了。

当时我建议她每天早晨吃完饭以后服用中成药补中益气丸，中午服用逍遥丸，晚饭后服用归脾丸。并且叮嘱她一定不要着急通便，等正气充足了，便秘的问题自然就解决了。至于每次服药的用量，按说明书上的用量就可以。比如，说明书上写着每天吃两次，每次八粒，那早晨吃八粒就可以了。

然后，她按照我说的服用方法坚持服药，到服药的第十一天，她发微信告诉我这个方法很见效，吃药没几天排便就正常了。

这说明她的便秘是典型的气虚秘，是因为正气不足，无力推动气血运行，也无力行舟于肠道导致的。

对于这种情况，千万不可轻易服用泻药，因为此时越泻就越伤正气，这样对于日后的治疗反而更加不利。

对此，明代张景岳说：

秘结证，凡属老人、虚人、阴脏人，及产后、病后、多汗后，或小水过多，或亡血、失血、大吐、大泻之后，多有病为燥结者。盖此非气血之亏，即津液之耗。凡此之类，皆须详察虚实，不可轻用芒硝、大黄、巴豆、牵牛、芫（yuán）花、大戟等药，及承气、神芎（xiōng）等剂。虽今日暂得通快，而重虚其虚，以致根本日竭，则明日之结必将更甚，愈无可用之药矣……故病家医家凡遇此类，切不可性急欲速，以自取其败，而致悔无及也。

我之所以用补中益气丸和归脾丸来帮患者调理，是因为明代的御医薛己说过，对于便秘："若脾肺气虚者，用补中益气汤；若脾经郁结者，用加味归脾汤。"这样的用法古代医家早有成熟的经验，我们多读古书，自然会学到这些经验。

•阳虚秘怎么办？
急症用附子理中丸，慢症用金匮肾气丸

在便秘的虚证里，阳虚引起的也不在少数。所以，千万不要一提便秘就泻火，只顾一时之快，反而会加重阳虚的情况，这样日后便秘的症状会更为严重。

这种阳虚引起的便秘，表现为大便干或不干，排出困难，面色㿠白，腹中冷痛，四肢不温或腰膝酸冷，小便清长，舌淡苔白，脉沉迟。

根据阳虚便秘的症状，急症我们可以服用附子理中丸；病程较

久的，可以服用金匮肾气丸，这都是治本的方法。

对于这样的人，如果能采用艾灸的方法辅助调理，效果一定会更好。

• 血虚秘怎么办？
服龙眼肉和西洋参制成的玉灵膏

当脾胃气虚、阳虚到一定程度后，就会出现血虚，因为"脾为气血生化之源"，脾气虚导致气血生化无源就会出现血虚的症状，而血虚也有可能导致便秘。

我曾调理过一个血虚导致便秘的例子。患者是我任教的一所商学院的女老师，当时我刚讲完课，她立刻把我请到了她的办公室，向我询问关于身体方面的问题。这位女老师说，自己去年刚刚生完孩子，之后就出现了便秘的问题。我当时看了她的舌头，舌质是淡白的，颜色很浅，明显是血虚的表现。

之前对于女性的便秘，我一直认为是肝气不舒导致的比较多，但现在我越来越发现，血虚导致的便秘居然也很多。

对此，古人打了一个十分形象的比喻——**肠道如同河道，大便比作河中的小舟，如果河道干涩无水，当然舟行不畅。**

对于血虚引起的便秘，除了脾胃虚弱，气血化源不足的原因之外，可能还跟阴虚、年老体虚有关系。

名医张景岳说："下焦阴虚，则精血枯燥，精血枯燥，则津液不到而肠脏干槁，此阴虚而阴结也。故……治阴虚而阴结者，但壮其水，则泾渭自通。"

又说："老人便结，大都皆属血燥。盖人年四十而阴气自半，则阴虚之渐也。此外则愈老愈衰，精血日耗，故多有干结之证。治此之法无他，惟虚者补之，燥者润之而尽之矣。"

因此，对于阴虚、年老体弱的人来讲，如果脾胃功能不好，出现了便秘的症状很可能是血虚引起的。

根据我的经验，产后出现的便秘，多数是血虚导致的，因为妇女在生产过程中，容易耗伤气血，而且此时身体较为虚弱，脾胃功能也会下降，无力及时补足气血，如此就可能导致便秘。

这个时候如果给患者使用泻药，则会越泻越虚，让患者的身体状况越来越差，虽然使用泻药后可以立即缓解便秘的症状，但是后果是非常严重的。

于是，我就推荐商学院的这位老师服用了龙眼肉和西洋参制成的**玉灵膏**。

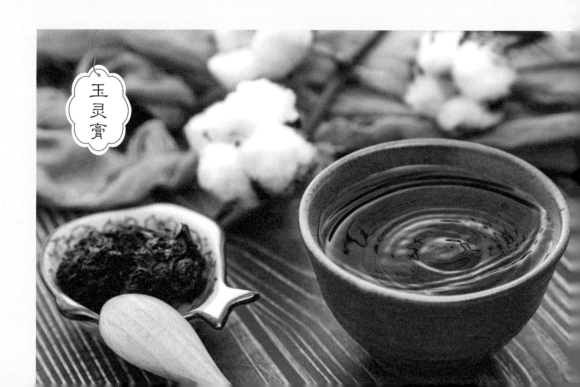

玉灵膏

玉灵膏

配方：龙眼肉300克，西洋参30克（也可按照龙眼肉、西洋参10:1的比例按需选择用量）。

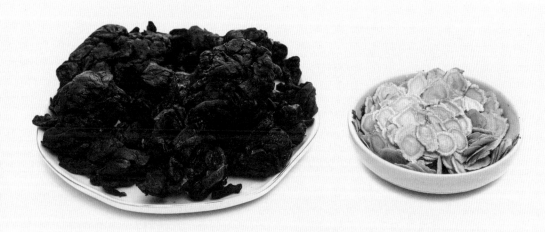

做法：将二者搅拌均匀，放入碗中，上锅隔水蒸，一般需要蒸4小时以上。

用法：每天一调羹，开水冲服。

她服用一段时间后，不但便秘好了，体力也恢复了，原来上班的时候一到下午就没有力气，孩子虽然有老人照顾，但还是觉得自己疲惫得不得了，现在则感觉精力充沛了。

其实，现代人正气不足的很多，气血亏虚导致的便秘是非常常见的。如果我们一提到便秘，心中想到的解决方法就只有服用泻药，那就糟了，这是对自己身体不负责任的一种表现，只能说明我们还要学习啊！

补先天之本(肾)篇

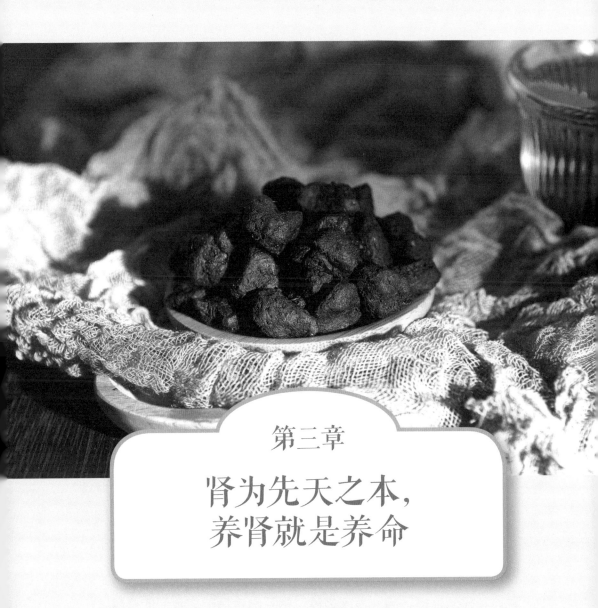

第三章

肾为先天之本，
养肾就是养命

一提到"精"，人们想到的就是生殖的精液。其实，
肾精是从父母那里遗传来的"先天之精"与脾胃、
肺分别从食物、吸入的气体中转化来的"后天之
精"融合而成的。多数人却因纵欲、思虑过多、熬
夜等行为一直在损耗肾精（先天之本）。

1 人的肾精含"先天之精""后天之精"

• 什么是"先天之精""后天之精"？

中医认为我们每个人都禀受了父母的"先天之精"，此精封藏于肾，故有"肾为先天之本"的说法。"先天之精"主生育繁衍，又称生殖之精。

但我们仅有从父母那里遗传来的"先天之精"是不够的，因为我们还要生长发育。在成长过程中，我们的脾胃开始工作，不断从食物中吸收水谷之精（水谷中的精微物质）。同时机体还会把通过肺脏吸入体内的"清轻之气"与水谷之精（精微）结合在一起形成"后天之精"。所以，中医讲的"后天之精"源于水谷精微，主生长发育，又称水谷之精。

"先天之精"与"后天之精"相互融合后形成我们的肾精，一起封藏于肾内，中医将其称为肾精。

《素问·六节藏象论》中写道："肾者，主蛰，封藏之本，精之处也……"

但这还没有结束，在肾精的作用下，我们开始生长发育。此时，精气会散布到五脏，帮助五脏完成自己的建设，这就是"五脏之精"。"五脏之精"分别存于五脏之内。

《灵枢·本神》曰："是故五脏主藏精者也，不可伤，伤则失守而阴虚，阴虚则无气，无气则死矣。"

"五脏之精"在充足的情况下，还可以反过来滋补"先天之精（肾精）"。

•什么是"肾阳""肾阴"？

肾精可以化为肾气，其中对机体有温煦、激发、兴奋、蒸化、封藏和制约阴寒等作用的部分称为肾阳，亦称为元阳、真阳、真火。

而对机体有滋润、宁静、成形和抑制过度阳热等作用的部分称为肾阴，亦称为元阴、真阴、真水。

肾精化生肾气，肾气化生阴阳二气，于是就有了肾阴、肾阳。这就是老子在《道德经》里讲的"道生一，一生二，二生三，三生万物"的过程。

我觉得，有些古人往往把肾精和肾阴给混淆了。连明代医家张景岳也经常把肾精和肾阴混为一谈，这就使得后世对两者的区别也不是很清楚。现在很多教科书中也会把肾精直接称为肾阴。其实，**肾精介于阴阳之间，既可以化生为肾阴，也可以化生为肾阳。**

不了解中医的人，一提到"精"，就认为讲的是生殖的精液。其实不是的，肾精是我们人体最重要的物质，它不仅与我们的生长、发育、生殖密切相关，还有很多其他作用。中医所讲的"精"，它的范围很广。

•肾精究竟有什么作用？

第一，繁衍生命。

"肾精"中包含生殖之精，生殖之精可以将人类的遗传信息传递给下一代，这是"精"的重要作用。

第二，濡养作用。

精可以化生"五脏之精"，滋润、濡养人体的脏腑、形体、官窍。

第三，化血。

精介于阴阳之间，可以化生阴阳。化生为阴，就可以转化为血。所以，精是血液的来源之一。精足则血旺，精亏则血虚。

第四，化气。

精可以化生为"气"。

《素问·阴阳应象大论》中写道"精化为气"，气可以充盈脏腑，护卫肌表。因此，精是生命的本源。

《素问·金匮真言论》中讲："故藏于精者，春不病温。"

可见精足则正气充足，抗病力强，不易受病邪侵袭。

第五，化神。

《素问·刺法论》曰："……精气不散，神守不分……"

精充则神足，只有保精，才能全神。

这样，我们就明白了，**精是促进人体生长发育、维持机体健康的根本，所以固护精气，是非常重要的。**

2 不补肾会有哪些健康大隐患?

通常我们说的肾虚非常广泛,如果细分,有肾精亏虚、肾气不固、肾不纳气、肾阴虚、肾阳虚多种证型。但肾精亏虚是关键,因为肾精不仅可以化生阴阳,还可以化气,肾精损耗严重,才会发展成肾气虚、肾阴虚、肾阳虚。

那肾精亏虚,都会有哪些表现呢?

肾精不足之人,正气会不足,和生殖、发育有关的生理功能都会减退。

•孩子肾精亏虚会导致"五迟、五软"

首先,孩子的肾精亏虚主要是由于父母的体质不好,再加上后天的喂养不当造成的。小孩儿也是最容易出现肾精不足的人群。

肾藏精,主生殖,为生长发育之本。中医认为,**"肾主骨,生髓,脑为髓之海"**。小孩儿肾精亏乏,无以化生,就无法生髓、充脑,不能化气生血,生长肌肉,就会有发育迟缓、囟门迟闭、身体矮小、智力低下、骨骼痿软的表现。

中医将这些表现统称为"五迟、五软"。五迟是指立迟、行迟、语迟、发迟、齿迟；五软是指头项软、口软、手软、足软、肌肉软。

孩子一旦出现这种情况，家长一定要请中医对症开方，认真调理，否则会耽误孩子的生长发育。

我希望那些备孕的夫妇，一定要先调理好自己的身体，这样才能给孩子一个健壮的体魄。

•男性肾精亏虚会导致性欲低下、不育、早衰等

肾精主人体的生长繁殖，是生命活动的物质基础。

男性肾精不足，会导致早衰、生殖无源、不能兴动阳事、生育功能低下，表现为性欲低下、性功能减退、遗精、早泄、精少不育、早衰等。

现代社会经常出现夫妻结婚许久，妻子也无法受孕的情况。大家往往会把注意力放在女性身上，甚至婆婆会因此责怪儿媳妇。可是，最后一检查才发现是老公的精子质量低下导致的。精子质量低下的原因很多，其中肾精不足就是一个重要的原因。

•女性肾精亏虚会导致月经问题、习惯性流产等

女性也会肾精亏虚，并且女性肾精亏虚的表现更为复杂。

有的"天癸"早竭，表现为经少、闭经、不孕；有的表现为白带清稀，状如水样，量多不止；有时还会出现经行期长，量少却

淋漓不尽。肾精亏虚严重的孕妇会胎元不固，出现习惯性流产的问题。

• 人体肾精亏虚的综合表现：牙齿松动，耳鸣、耳聋，健忘痴呆，须发早白，腰膝酸软，骨质疏松等

肾精亏虚除了在以上这些方面会有表现外，身体的其他方面也会越来越"不济"。

肾主骨，生髓，脑为髓之海。肾精亏虚，无以充髓实脑，则反应速度慢，健忘恍惚，神情呆板，动作迟缓。

另外，肾精亏则骨失充养，骨骼容易出现问题，比如，骨骼钙质流失，导致骨质疏松；齿为骨之余，肾精亏虚的人牙齿容易松动、脱落。

肾其华在发，精亏不足，则头发容易变白、脱落。

肾开窍于耳，精少髓亏，则容易出现耳鸣、耳聋的症状。

腰为肾之府，肾精不养腰府，则腰膝酸软。

以上这些情况在中老年中尤为明显，主要表现为比同龄人老得快。肾精亏虚严重的会出现体虚衰羸、牙齿松动、耳鸣、耳聋、健忘痴呆、须发早白、腰膝酸软、骨质疏松等。

估计大家看完上面的内容一定会感慨：原来肾精亏虚造成的身体问题这么严重啊！其实，这只是一小部分，肾精不足后，与肾有关的生理功能都会受到影响。中医认为肾主纳气，肾精亏虚，肺气也会受到影响，出现肺卫不固的情况。

有的人经常感冒，甚至总是感觉感冒没有好，只要气温稍有变化，病情就会立刻加重。这样的患者，肾精不足才是根源，其次才是肾气不足，阳气不旺。

　　在中医理论中，肾还可以调节体内津液代谢的平衡，所以才有"肾主水"之说。肾精不足，人排泄小便的功能就会异常，出现尿频、尿急、小便不利、尿有余沥等。

　　生活中我们经常见到有些男士，喝点儿水就去厕所，非常频繁。有的人不懂，反而认为这是"走肾"走得好，是肾好的表现。其实恰恰相反，这往往是肾精、肾气不足导致的。

　　大便的排出，也与肾的功能有关。中医认为"肾司二便"，肾精不足之人，有可能表现为大便干燥，要么恰恰相反，表现为大便溏薄。两者都可能是肾虚引起的。

　　张景岳自己患了慢性腹泻，长期不愈，考虑再三，最后他用补肾的方法帮自己调理好了。

3 肾精亏虚的程度：肾阴虚、肾阳虚

如果肾精亏虚发展到一定程度，就会出现肾阴虚和肾阳虚的偏向性。

什么是阴虚呢？

所谓"阴"就是体内主静、主润的物质基础，比如，血液、津液等。

而阴虚就好比是汽车发动机的润滑油不足了，或者是降温水箱里的水不足了，这样发动机在运转的时候，就会越来越热。

《素问·生气通天论》中讲到："阴平阳秘，精神乃治；阴阳离决，精气乃绝。"

在人的身体里原本应该阴阳平衡，互根互生。如果阴缺乏，阳就会显得多余，多余的阳就会表现为虚热，所以古人说："阴虚则生内热。"

这种虚热，与外邪导致的邪热，或者是痰湿郁结等导致的郁热是不一样的，邪热和痰湿导致的郁热属于实热，需要把热邪清掉，而虚热需要滋阴，令阴与阳配，两者平衡，才会使虚火消失。

•阴虚有哪些表现？

阴虚的具体表现

---

❶ 眼睛干涩，有时候会感觉眼睛热。

❷ 口干，总想喝凉的水或饮料。

❸ 手脚心热，甚至手脚心热得让人烦躁，感觉怎么放都不舒服。晚上睡觉总是把手脚放在被子外面。

❹ 心烦，容易发火，总是感觉心中莫名烦躁。

❺ 骨蒸潮热。感觉体内发热，热量一阵阵地往外发。

❻ 盗汗。晚上睡觉的时候会出汗，汗液甚至会把枕巾、床单浸湿。

❼ 腰膝酸软。总是感觉腰酸，膝盖发酸、发软。

❽ 脱发、耳鸣。耳鸣声音尖锐，夜间会加重。

❾ 大便容易干燥，小便容易发黄。

❿ 舌红苔薄，甚至无苔，脉搏跳动快。

下面是阴虚的典型舌象：

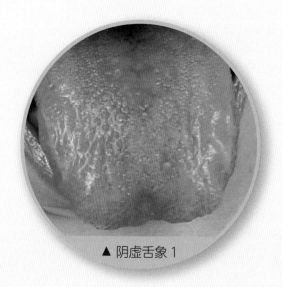 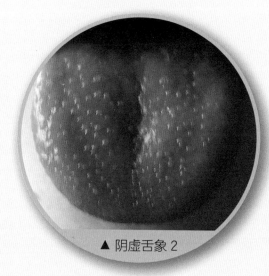

▲ 阴虚舌象 1　　　　　　　　　　▲ 阴虚舌象 2

• 肾阴虚有哪些表现?

肾阴被称为人体内的元阴、真阴、真水。肾精可以化生肾阴、肾阳,是生命的本源。"精"本来是一个独立的概念,可是由于精、血同属于阴,肾精本身与肾阴更加接近,所以虽然肾精可以化生阴阳,但是肾阴不足、肾精亏虚的人,更容易造成身体滋润不足的情况。

中医认为,在肾中阴阳互根互生,像太极图里面的阴阳鱼一样团抱在一起,如果阴的物质缺乏,阳就会显得过盛。

这种情况在冬至的时候会变得明显,肾精或者肾阴不足的人,会出现阳气刚开始生发,就因缺乏阴液滋养而显得"多余","多余"的火就会向上奔腾。

古人形容肾阴和肾精,如同一个水池里面养着肾阳这条龙,如果水池的水浅了,本来游来游去的龙,就只能趴在干燥的池子里,这被称作"水浅不养龙"。这样"龙雷之火"就会上奔,导致上焦突然出现热证。

尤其是从立春到阳历五月份左右,春天气机始升,如同叶天士说的"万花尽放",此时阳气更盛。肝气上升,肾精不足之人,就更容易出现"上热下寒"的情况,比如,突然出现牙齿疼痛、咽喉肿痛、口腔溃疡、眼睛红肿、三叉神经痛、头痛、耳鸣、耳部肿痛等问题,同时伴有膝盖脚踝冰冷、舌质暗红的表现,甚至会出现急性脑血管问题,表现为突发性的血压升高、头晕、头胀等。

春天是一年的开端,此时万物生发,人体的肝木之气上升,需要肾精的滋养,如果肾精不足,则肾之阴阳都会匮乏,肝木失养,人体的生发之力不足，就会导致"龙雷之火上奔"。中医把这种情况称为"水不涵木"。

其实，"水不涵木"的根源就是肾精不足。肾精不足会引起肾阴、肾阳都不足。但是春季来临外界的阳气都在增加，身体内的阳气也会萌动，肾阴不足，则无力涵养，最终导致肾阳脱离肾阴的涵养，飞腾而上，孤火独燃，就出现了上热下寒的阴阳离决之象。

• 肾阳虚有哪些表现？

中医认为，肾位于下焦，肾阳虚的人，命门之火不足，会出现以下症状：

肾阳虚的具体表现

❶ 神疲乏力、精神不振、活力低下、易疲劳；畏寒怕冷、四肢发凉（重者夏天也凉），身体发沉。

❷ 肌肉酸痛、腰背冷痛、筋骨萎软；易患腰痛、关节痛、骨质疏松症、颈椎病、腰椎病等。

❸ 性功能减退、阳痿、早泄。

❹ 小便清长、余沥不尽、尿少或夜尿频多；五更腹泻，或者便秘。

❺ 听力下降或耳鸣。

❻ 记忆力减退、嗜睡、多梦、自汗。

❼ 咳喘气短、咳喘痰鸣。

❽ 身体浮肿，腰以下尤甚，下肢水肿。

❾ 头发易脱落、早白。

❿ 身体虚胖或羸瘦；反映在面部则色青白无光或黧黑。

肾阳虚的人舌象如图所示：

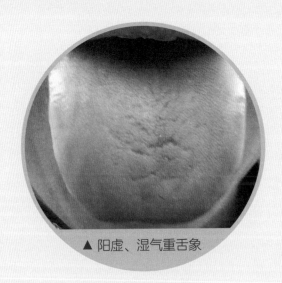

▲ 阳虚、湿气重舌象

肾阳虚的人，在冬季这些症状会更加明显。有的人一到冬季，就开始白天困倦不堪，夜里夜尿增多，这都是肾阳不足的表现。

4 为什么您会肾精亏虚?

现在，肾精不足的人非常多，主要原因是各种消耗，比如，纵欲、疲劳过度、思虑过多、熬夜、胡吃海塞等。

具体都有哪些原因会导致肾精不足呢?

•遗传

肾精的主要来源是父母给的"先天之精"，而父母在生养孕育孩子的时候，体质不一，有的父母身体本身比较虚弱，因此给孩子的肾精也会不足，这样的孩子从小生长发育就会出现问题。

•衰老

我们从父母那里继承来的肾精，就像父母给了我们一罐煤气，这里面的气是一定的，随着年龄的增长，肾精不断被消耗，煤气罐里的煤气，自然会越来越少。

人到中年后，身体机能日渐衰退，肾精也会衰减，这是生命的规律——您的牙齿迟早会松动，头发迟早会变白，脸上迟早会有皱纹。当我们年老的时候，肾精差不多被消耗殆尽……天道如此，生老病死自然而然地发生着。我们唯一能做的就是不要人为地损耗自己的肾精，让这一天来得晚一点儿。

• 纵欲

古人云："饮食男女，人之大欲存焉。"

正常的性生活是人类繁衍后代的基础，我并不提倡禁欲的思想，如果全世界的人都禁欲，人类很快就消失了。

但纵欲却是伤身的，会损耗我们的肾精。《素问·上古天真论》中讲到：

今时之人不然也，以酒为浆，以妄为常，醉以入房，以欲竭其精，以耗散其真，不知持满，不时御神，务快其心，逆于生乐，起居无节，故半百而衰也。

现在纵欲之人甚多，肾精亏虚也是自然的，这会在很大程度上危害我们的健康。

尤其在冬天，气机本应闭藏的时候，有的人却违反大自然的规律——纵欲，做各种剧烈运动，导致发汗；很多年轻人通宵蹦迪等，这都会令肾精不得收藏，甚至被损耗。这样到了春天，就容易因正气不足，感受外邪。

我给大家举一个例子：

我有一个老朋友，出生在农村，小时候营养状况很差。上学后，他刻苦读书，最后终于出人头地。在我读博士的时候，他已经有三栋别墅了。后来，他娶了位非常漂亮的太太，这原本是件幸福的事情。但他婚后纵欲无度，这种情况持续了很长时间。我想或许他是想通过这种方式来弥补早年的心理缺失吧。

他找我看病的时候，还不到四十岁，看病的原因是夜尿多。每晚他要起夜很多次，严重到已经影响睡眠了。每天晚上睡不好，白天又十分困倦，根本无法正常工作。

我一看他的舌头，舌红如柿。我问他："你腿凉吗？尤其是膝盖。"他说："凉。"根据这些症状来判断，他的病因就是肾精不足。于是，我用大量的熟地（熟地黄）帮他滋补肾精，熟地的用量有多大呢？每次我都会给他用到九十克。最后终于帮他调理过来了。

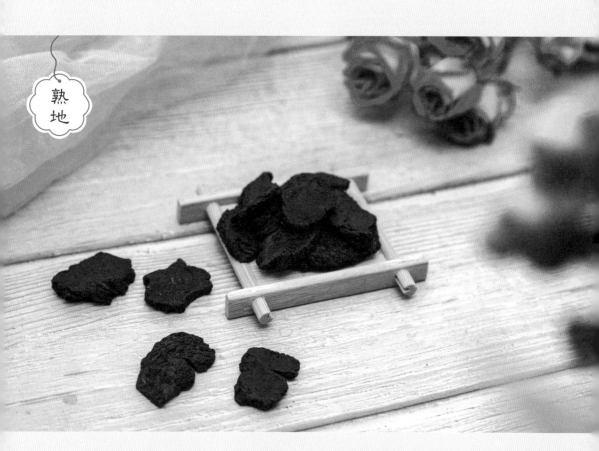

熟地

我觉得，他是个挺坦诚的人，一般人这种事情就闭口不言了，他还把这事情对朋友们讲，也是一个有趣的人。

可能有的朋友说，我没有纵欲，为何还会肾精不足呢？

有时候，您虽没有进行房事，但却会欲火萌动。现代社会，引动人们欲念的方式太多了，各种性感美女的视频、图片比比皆是。这种欲念也会损耗肾精。古人认为，欲火会引动相火，相火一旺，就容易损耗肾精。

有人说，看这些性感照片是"养眼"。我心里想，欲火会养眼？您当自己是孙悟空，能被三昧真火炼成火眼金睛？真是奇谈怪论。

• 久病体虚

其实，久病失养也有可能损耗肾精。尤其是一些患有慢性消耗性疾病的朋友，身体一直被消耗，而未能滋补，这样各个脏腑都会受累，自然也会损及肾脏。

比如，肺病长年不愈，而肺五行属金，肾五行属水，金生水，依据五行相生的关系，肺为肾之母，肺气的消耗必然累及肾精，所以长期患有肺病的人很可能会出现肾精不足的问题。

• 劳心费神

还有一部分人，每天加班加得昏天黑地，没有时间进行房事，那这些人为什么会肾精亏虚呢？

大家可能想不到，过度劳神也会消耗肾精。长期过度劳神，正气却迟迟得不到补充，这样也会累及肾精。

《灵枢·本神》曰："心藏神，肾藏精。"

心与肾的关系，是"水火既济"，心火与肾水相交才是正常的。如果一个人心火过大，就会耗干肾水。如此，肾精何藏？

《黄帝内经》中写道：

冬三月，此谓闭藏。水冰地坼，无扰乎阳，早卧晚起，必待日光，使志若伏若匿，若有私意，若已有得，去寒就温，无泄皮肤，使气亟夺。此冬气之应，养藏之道也。逆之则伤肾，春为痿厥，奉生者少。

这段话是讲，人在冬天要**"使志若伏若匿，若有私意，若已有得"**，如此才能使肾精闭藏于肾内。这话如果您看懂了，就知道在冬天，活得不要那么"劲儿劲儿"的，整天挖空心思地想自己如何才能爬上更高的位置，到了自己想要的位置又殚精竭虑地唯恐哪天失去，肾精怎么可能不受损？

这是很多白领肾精亏虚的原因，他们长期疲劳工作，无法休息，最终导致肾精的损耗。

• 过度发散

导致肾精亏虚还有一个原因是过度发散。

《黄帝内经》告诉我们，冬三月要"去寒就温，无泄皮肤，使气亟夺。此冬气之应，养藏之道也。逆之则伤肾，春为痿厥，奉生者少"。

这话说的是，冬天要保持身体的温暖。因为精化气，内可充盈脏腑，外可护卫肌表。冬天应该是闭藏的季节，我们身体的气机收敛，应该藏精，如果冬天不能收藏精气，违反大自然的规律，导致精气外泄，体表就容易被寒邪伤到。人体为了抵抗寒邪，是要动用精气的。一旦精气受损严重，外邪就会趁机侵入体内，潜藏起来，到了春天，再随着气机的外浮而发病，所以《黄帝内经》里有一句话是：**"冬伤于寒，春必病温。"**

这里面的"无泄皮肤"，指的是要保持身体温暖，不要使阳气外泄，被寒邪所伤。现在很多地方会把这句话理解成冬季不要出太多的汗，这也是对的，因为汗出过多，也会损伤正气。古代条件没有那么好，冬天人们更关注防寒，热到出汗的时候很少，但现在我们的生活条件好了，很多年轻人会在冬天做各种剧烈运动，导致汗出过多，阳气外泄，这样外邪入侵的可能性也就变大了。

现在很多年轻女士为了美丽，冬天上身貂皮，下身丝袜，**当心一时的美丽会加快您衰老的速度。**

• 熬夜

《黄帝内经》中讲到"起居无节"，也是"欲竭其精"的途径之一。

晚上身体要休息，阳气潜藏，心神清净，阴血归藏，这样才能肾精闭藏。相反，经常熬夜，耗用肾精，则会导致肾精亏虚。所以，**《黄帝内经》告诉我们，冬天要"早卧晚起，必待日光"。**

现代人晚上有太多事情要做了。比如，躺在床上看朋友圈、刷短视频，熬夜追星、追剧，半夜在地摊撸串，深夜在酒吧买醉……这必将导致阴血不得归藏，精气不断损耗。

•胡吃海塞

胡吃海塞也会使肾精亏虚。对此您可能会感到吃惊，不禁问一句："这也能伤精？"这的确是很多人都想不到的。但如果您知道肾精来源于"先天之精"和"后天之精"，这件事情就不难理解了。脾胃吸收的水谷精微等物质会形成人体的"后天之精"，所以，脾胃受伤很容易导致"后天之精"的来源出现问题。

自然界中的动物都是秋天储备营养，冬天减少摄入，这样可以减轻脾胃的负担。其实，在人类漫长的进化历程中，也是这样的规律，只是现在物质条件好了，我们才有机会在冬天吃到大鱼大肉。这些大鱼大肉都是肥甘厚味，很容易引起脾胃积滞，导致脾胃功能受损，使"后天之精"生化无源，无法培补肾精。

日常生活中我们一定要注意饮食有节，千万不能因为胡吃海塞，伤到脾胃。

• 过度运动

春生、夏长、秋收、冬藏，这是四季气机变化的规律，人应该顺应自然界气机升、降、沉、浮的变化，这样才能使肾精充足。

比如，在冬天气机潜藏的时候，做大量运动，让自己大汗淋漓，这不仅容易使寒邪侵袭，还会导致气机外浮、收藏不足。所以，**冬天应当选择站桩、打太极、走路等强度不大的运动，那些特别剧烈的运动，并不适合。**

每年冬天，不少地区会举办马拉松比赛，每次看到参赛者玩儿命地跑，我都会为他们的身体担忧。

5 如何让您的肾变得强大起来？

• 滋补肾精不足，熟地黄不可或缺

看到这里，大家都该担心了，有这么多行为会损耗我们的肾精，即使我们把能避免的都避免了，还是会自然地衰老，更何况很多时候，有些损耗肾精的行为不是我们想避免就能避免的。比如，天气突然降温了，这是我们无法控制的，那我们就无能为力了吗？

其实，中医不仅可以告诉您如何提前预防，还能告诉您如何补救。

首先，我要强调的是尽量减少消耗，避开以上那些损耗肾精的行为，尽量保护好肾精。其次，我们可以通过适当地滋补，补充不断损耗的肾精，这是中国古人的智慧。

在南方，我见过坚持每年冬天服用膏方的老人，七十多岁依然头发乌黑，牙齿坚固，身体强健，这就是保养和滋补的好处。

对于肾精不足引起的"上热下寒"，比如，突然牙齿疼痛、咽喉肿痛、口腔溃疡、眼睛红肿、三叉神经痛、头痛、耳鸣、耳部肿痛，同时伴有膝盖脚踝冰冷、舌质暗红的情况，此时，单独滋补肾阴或者单独滋补肾阳都是不行的，而要在滋补肾精的同时配伍滋阴

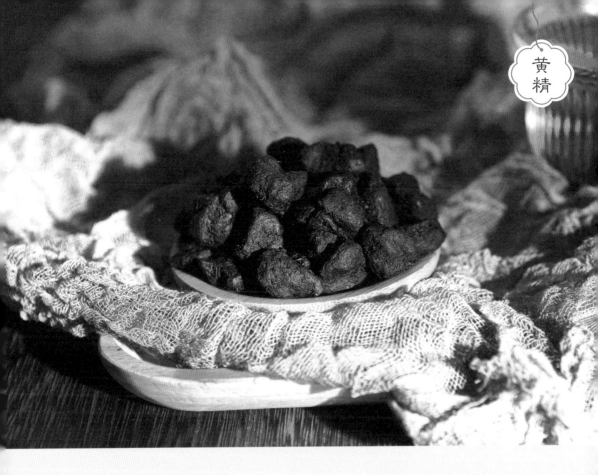

黄精

和温阳的药物一起使用，才能解决问题。

滋补肾精的中药有熟地黄、枸杞子、黄精等。其中最重要的，我认为是熟地黄，它滋补肾精的作用无可替代。

关于熟地，李时珍在《本草纲目》中记载：

填骨髓，长肌肉，生精血，补五脏、内伤不足，通血脉，利耳目，黑须发。男子五劳七伤，女子伤中胞漏，经候不调，胎产百病。

《本草从新》这样写道：

滋肾水，封填骨髓，利血脉，补益真阴，聪耳明目，黑发乌须。又能补脾阴，止久泻。治劳伤风痹，阴亏发热，干咳痰嗽，气短喘促，胃中空虚觉馁，痘证心虚无脓，病后胫股酸痛，产后脐腹急疼，感证阴亏，无汗便闭，诸种动血，一切肝肾阴亏，虚损百病，为壮水之主药。

道家名医陈士铎和张景岳，在治疗"上热下寒"的方子中用了大量的熟地来填补肾精，同时配伍少量的肉桂，引火归元。其他药物的选用会根据患者的具体证候，选取一些滋阴或补阳的药物。其中，陈士铎最擅长运用此类方子，其次是张景岳。张景岳因善用熟地，还得了个"张熟地"的外号。

有"上热下寒"症状的人，一般在每年春天症状会更明显，我建议这样的人每年立春前后都要提前滋补肾精。至于方法，其实有很多，如食疗的生熟地煲龙骨。

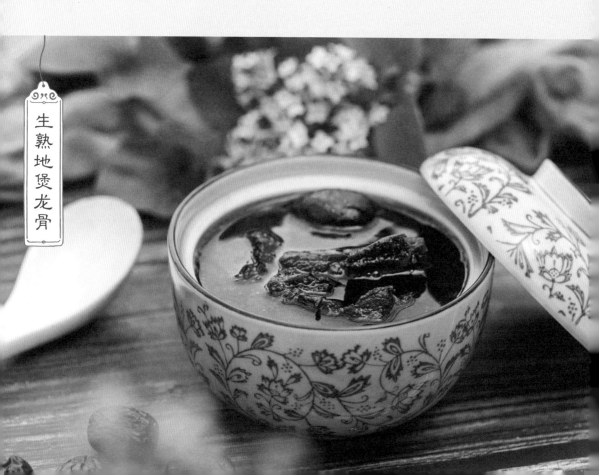

生熟地煲龙骨

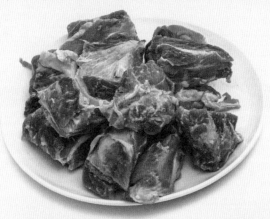

生熟地煲龙骨

配方：猪龙骨（猪脊骨）带肉的
500克，熟地30克，生地
20克，蜜枣3个，龙眼肉
3个，生姜5片，盐少许。

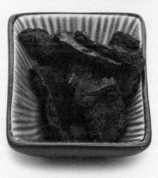
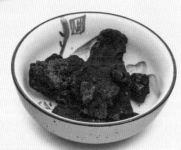
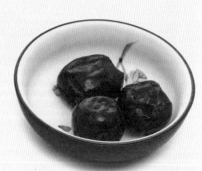

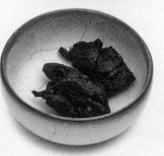
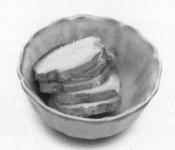
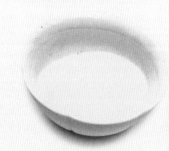

做法：

1. 将生姜去皮，把去皮的生姜切片。

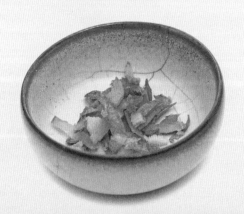
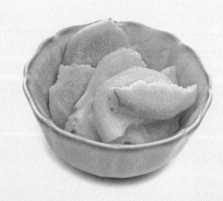

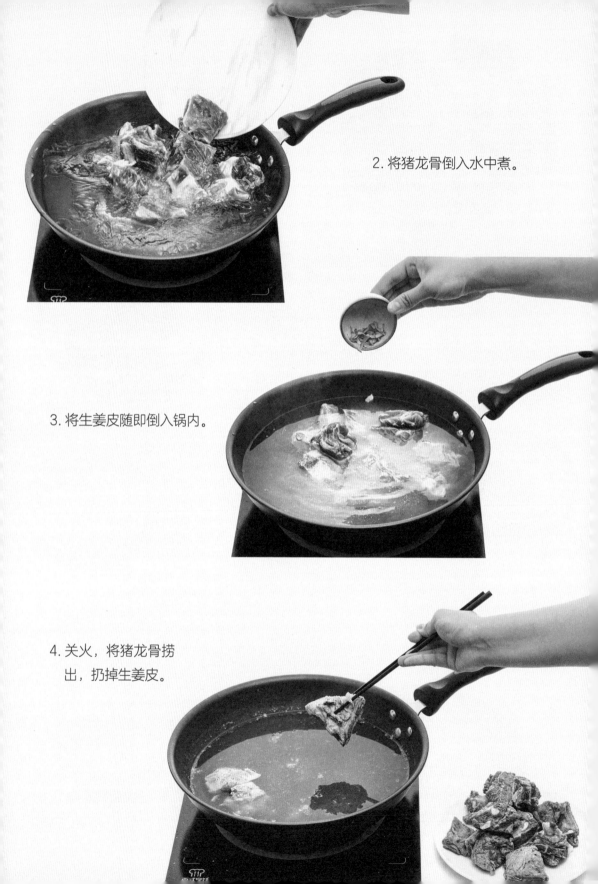

2. 将猪龙骨倒入水中煮。

3. 将生姜皮随即倒入锅内。

4. 关火，将猪龙骨捞
   出，扔掉生姜皮。

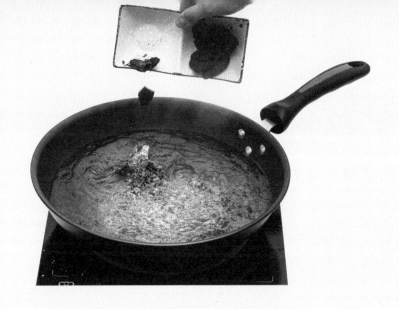

5.将熟地和生地放入锅中，先煲半小时。

6.在汤里下入猪龙骨、生姜
片、蜜枣一起煲，再煲一
小时左右。关火前10分
钟左右，放入龙眼肉（有
的煲汤方法不放龙眼肉）、
少许盐（根据个人口味）。

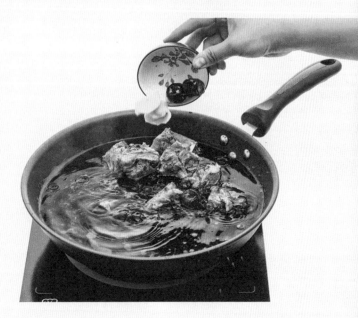

叮嘱：阳虚之人、平时大便溏泄的人，不可服用此汤。

•名医张景岳专补肾精的食疗方：地黄醴

下面我介绍一个普遍适用的方子给大家。

这是张景岳的一个著名食疗方，叫地黄醴，"醴"指的是甜酒、美酒。在《黄帝内经》中就曾提到过"汤液醪醴"，也就是如何用酒入药。由此可见，用药酒调理身体的历史很长。

这个方子的具体组成是这样的。

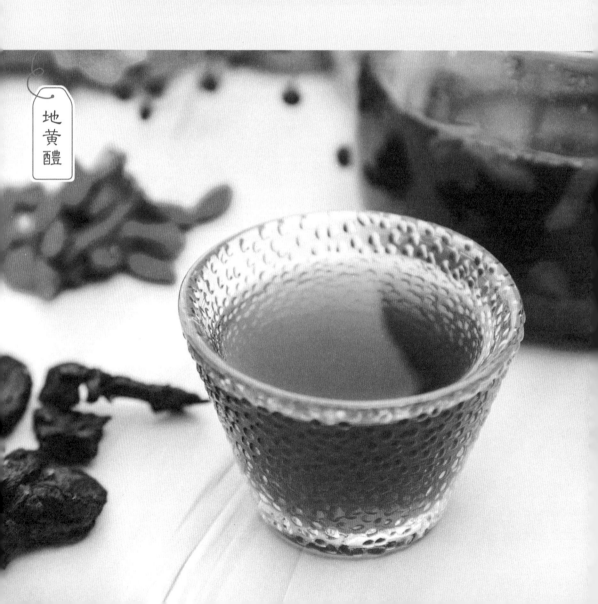

地黄醴

地黄醴

配方： 大怀熟地（取味极甘者，烘晒干以去水汽）240克，沉香3克，枸杞（用极肥者，亦烘晒以去润气）120克。

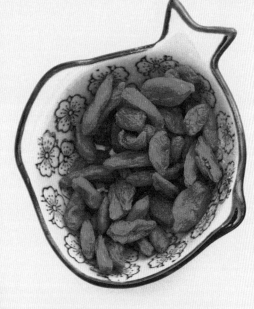

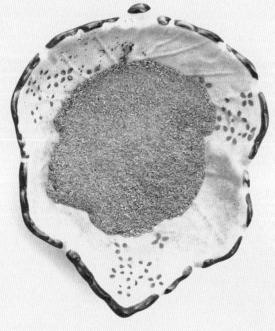

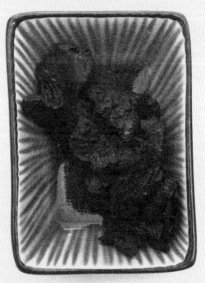

做法：《景岳全书》中记载的做法是"上约每药一斤，可用高烧酒十斤浸之，不必煮，但浸十日之外，即可用矣。凡服此者，不得过饮。服完又加酒六七斤，再浸半月，仍可用"。

按照张景岳的方法，药物和酒的比例是1:10，如果药物的分量是大怀熟地240克、沉香3克、枸杞120克，那至少需要3.5千克的白酒，我认为白酒的用量太多了，这个药量，用两瓶500克装的白酒就可以了。一般泡10天，就可以喝了。您可以每天喝一小杯，不可过饮。

这个方子中的沉香较为昂贵，张景岳说也可以换成一克的白檀香。如果大家认为白檀香的价格也很贵的话，也可以用一克砂仁来代替。

张景岳说此方主治"男妇精血不足，营卫不充"。我认为，此方对滋补肾精也非常有效，尤其是平时就有饮酒习惯的男士，肾精不足时可以试试。

•女士滋补肾精不足，喝熟地脊骨汤

对于女士，我更推荐熟地脊骨汤。

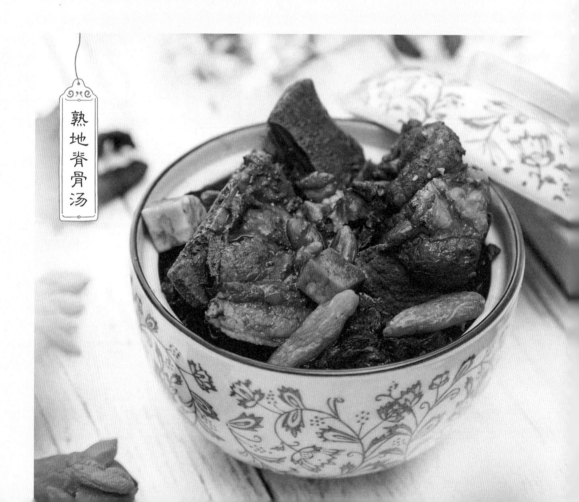

熟地脊骨汤

熟地脊骨汤

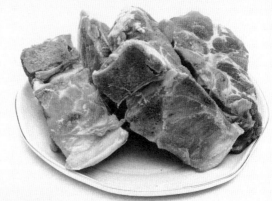

原料：熟地黄30克，枸杞子9克，
麦冬9克，茯苓9克，肉桂3
克，猪脊椎骨数节。

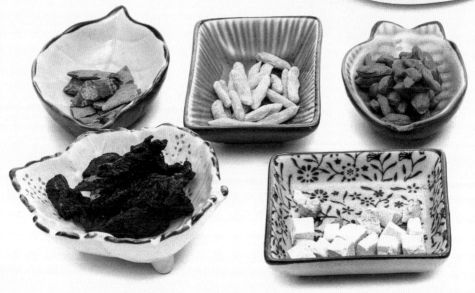

做法：用上述原料来煲汤，可以加入盐等调料。

叮嘱：此方孕妇忌服。

这是一个药膳，可以一周服用一次，能够起到滋补肾精、滋阴补肾的作用。不喜欢吃猪肉的人可以换成鸭肉。

《黄帝内经》中讲："夫四时阴阳者，万物之根本也，所以圣人秋冬养阴，以从其根。"

万物都有升、降、沉、浮的规律，秋冬季节阳气开始潜藏，此时想要收起体内的阳气需要阴气配合。但阴虚之人，阳气入内，阴气却无法配合，这样就会使阳气浮越于外，呈现出虚热的表现。因此，秋冬季节，要注意滋补阴精，这样才能使阳气更好地潜藏，到了来年春天，才能生发得更好。

如果您感觉上面两种滋补肾精的方法操作起来太复杂了，我再给您介绍一个操作简单的方法。这个方法还是用熟地黄来滋补阴精。

• 滋补肾阴虚的代茶饮：引火汤（引火茶）

这个方子用的是傅山引火汤的组方思路，也是陈士铎、张景岳的思路。大家也可以请中医开膏方来调补，我推荐的方法是对大部分阴虚的人都适用的。

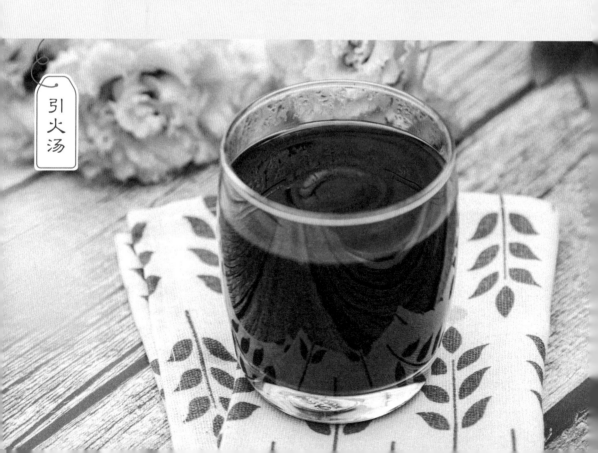

引火汤

引火汤（引火茶）减味代茶饮

配方：熟地 30 克，麦冬 6 克，茯苓 6 克，肉桂 3 克。

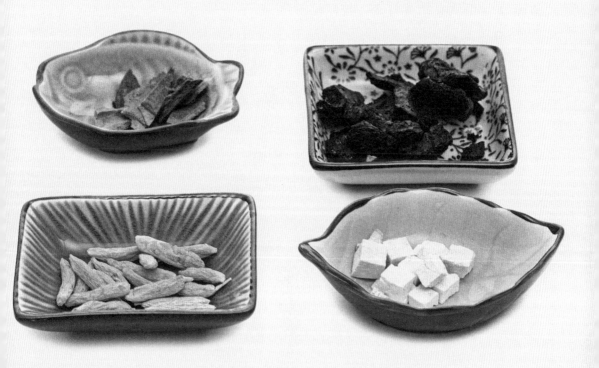

用法：将上述药材熬水，代茶饮，直至症状得到改善。

•滋补肾阳虚的中成药：金匮肾气丸

肾阳虚的人如何滋补呢？我举个具体的例子吧。

有一年立秋节气刚过，我正在西藏的拉萨做讲座，接到朋友的求助电话，说他家的一位老人突然精力衰退，白天躺在床上，不吃不喝，也不愿意说话，昏昏欲睡。

我问："这种情况有几天了？"对方说了具体的日期，我查看日历后发现那天正好是立秋。

节气真的很神奇，我当时的判断是，立秋之后天气开始转凉，秋季在五行上对应"金"，金气清肃，阳气弱的人会有所感应。而肾阳不足的人，会出现"但欲寐"——精力不足、总想睡觉的症状。

我建议他给老人服用一段时间的金匮肾气丸，温补一下肾阳。后来我又接到电话，对方说服药当天晚上，老人的精神就好多了，还起床看了两小时的电视，精力已渐渐恢复。

那金匮肾气丸到底是个什么方子呢？

我先给大家介绍一下它的来历吧。金匮肾气丸这个方子最早出自《金匮要略》一书，但在书中，它有三个名字，分别是：肾气丸、八味肾气丸和崔氏八味丸。

从崔氏八味丸这个名字来看，张仲景当年也是引用了他人的方子。当然，也有人认为这是后人加入书中的。但这是文献研究的内容，此处就不给大家介绍了。

那在《金匮要略》这本书中，此方都可以用于治疗什么病呢？我给大家总结一下。

（1）可治寒湿之气重导致腹部出现的疼痛

《金匮要略》里写道："脚气上入，少腹不仁者，八味肾气丸主之。"

大家一定不要被文字欺骗了，认为金匮肾气丸还可以治疗脚气，张仲景提到的脚气可不是现代所说的真菌感染引起的脚气，他讲的脚气，是指由于湿气太重，湿浊之气上冲导致的各种身体问题。因为湿浊之气具有趋下的特性，多从足部而起，所以将其形象地称为脚气。

《金匮要略》里写的是寒湿之气很重，导致少腹出现拘挛疼痛等问题，可用此方治疗。

（2）可治小便次数多、量少

"虚劳腰痛，少腹拘急，小便不利者，八味肾气丸主之。"

在《金匮要略》中，张仲景指出少腹不仁、拘急、腰痛、小便不利，这些症状都是肾虚导致的。

小便不利是什么表现呢？简单地讲就是小便次数增多，但是每次的量不多，排出尿液的时候不是很顺畅。

（3）可治内寒湿重引起的气闷

"短气有微饮，当从小便去之，苓桂术甘汤主之，肾气丸亦主之。"

在这段文字里面，张仲景增加了对上焦症状的描述。当一个人体内寒湿重的时候，会导致湿浊之气上冲，蒙蔽心阳，影响呼吸。这样的人往往会有气闷的感觉，此时应该将湿气从小便排出，症状才会缓解。这时就可以服用金匮肾气丸。

（4）可治口渴、尿崩

"男子消渴，小便反多，以饮一斗，小便一斗，肾气丸主之。"

这样的描述跟一些糖尿病的症状非常一致。其实，这就是肾阳虚糖尿病患者的典型症状——口渴，不断喝水，但是喝多少尿多少。所以，肾阳虚的糖尿病患者，服用金匮肾气丸后，血糖会得到非常好的控制。

此外，肾阳虚导致的尿崩症，用此方的思路进行调理，效果也不错。

（5）可治女性孕期胎儿压迫膀胱导致的小便不通

"问曰：'妇人病饮食如故，烦热不得卧，而反倚息者，何也？'师曰：'此名转胞不得溺也，以胞系了戾，故致此病，但利小便则愈，宜肾气丸主之。'"

所谓"转胞"是中医的专业术语，指的是妇女在怀孕期间，因为胎儿压迫膀胱，导致的小便不通。张仲景认为，这是由于肾阳不足，气化无力导致的，需要用温补肾气、利小便的方式来治疗。

通过上面的分析，我们不难看出金匮肾气丸治疗的都是由于肾阳不足、水湿停滞引起的种种问题。金匮肾气丸的药品说明书上写的功效也是温补肾阳，化气行水，用于肾虚水肿、腰膝酸软、小便不利、畏寒肢冷。

为了让患者更容易理解，我经常告诉大家，人体就好比是一台蒸汽机，下面点火，水龙头往水管里注入凉水，在火的加热下，蒸汽机里的水化为蒸汽，推动整个机器运转。可是，如果现在下面的火灭了，进水的水龙头还开着，机器里的冷水越来越多，机器就会冷却下来，水就无法变成蒸汽，整个机器也将停止运转。

那此时该怎么办呢？最有效的办法是一边把火点着，一边把多余的水排出去，让蒸汽机热起来。金匮肾气丸干的就是这个工作。

我用现代的机器来比喻无比精妙的人体，实在是罪过，但我想这样讲，大家更能明白其中的原委。

既然金匮肾气丸这么有效，方子中都有哪些药物呢？

金匮肾气丸

熟地，山药，山萸肉，茯苓，
泽泻，牡丹皮，桂枝，炮附子

　　这个方子，一共八味药，前面六味是著名的六味地黄丸的组成。

　　从药物组成可以看出，温补肾阳的金匮肾气丸中居然是补阴药用量最大。方子中仅仅加上少量的桂枝和附子（后世改成了肉桂和附子），就变成了补阳的方剂。

　　严格地说，方子里的熟地，是滋补肾精的，中医认为，精化气，肾精化生阴阳二气，产生肾阴、肾阳。

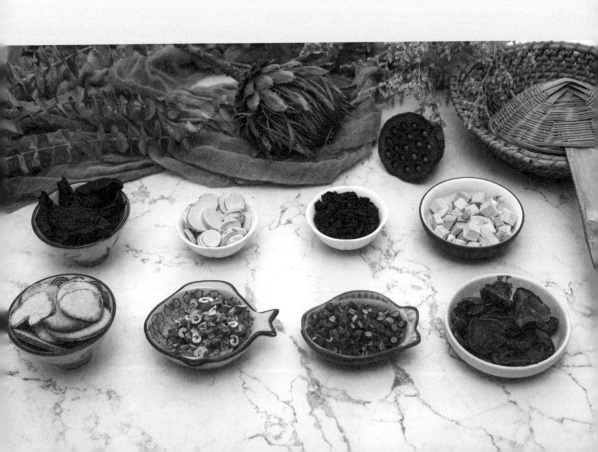

在六味地黄丸里，是由肾精产生肾阴。而在金匮肾气丸里，稍微加上一点儿温热的肉桂、附子，就可以辅助肾精化生肾阳。

那为何加上少许的肉桂、附子，就会变成补肾阳的方子呢？

古人认为，阴阳互根互生，如果没有阳，就没有阴；同样只有阴足了，才能生阳，缺少任何一个，另外一个都会变成孤阴或孤阳。所以，阴的充足，是阳存在的基础。这个方子里，先把阴补足，然后用肉桂和附子引导肾阴化生肾阳。

为了让大家更容易理解，我来举个形象的例子：我们知道阴是主静、主润的，我们可以将阴比喻成一桶汽油，汽油本身是不会燃烧的，但只需要把一根火柴点燃，扔进装有汽油的油桶里，汽油就会燃起熊熊大火。此刻，需要一箱子的火柴吗？不需要，一根就足够了，金匮肾气丸的药物配比就是这样的。

罗博士叮嘱

我们讲的《金匮要略》里的金匮肾气丸，现在在药店里的名称是桂附地黄丸。而现在药店里卖的金匮肾气丸，实际上叫济生肾气丸，是由桂附地黄丸（也就是正宗的金匮肾气丸）加上车前子和牛膝两味药组成的，增加了药物祛湿的作用。如果湿气重的人，可以选用药店里的金匮肾气丸。

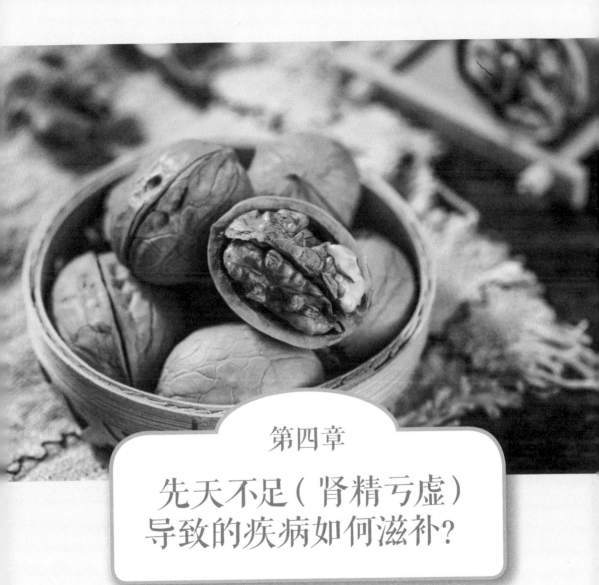

第四章

先天不足（肾精亏虚）导致的疾病如何滋补？

有眩晕、眼皮跳动、抽筋、夜间盗汗、白发、脱发、黑眼圈、顽固的皮肤病、耳鸣、痛风、心烦、心慌、慢性咽炎、慢性前列腺炎等问题的人，可以服用一贯煎、知柏地黄丸、金匮肾气丸、引火汤、熟地猪肉汤等补足肾精（先天之本）。

1 肾精亏虚导致眩晕、眼皮跳动、抽筋等怎么办？

有位熟识多年的大姐问我，为何她最近头晕得厉害。我问她是何种晕法，她说是眩晕，但还没有到天旋地转的地步，只是早晨起来就头晕，眼睛很不舒服。

我问了她一个问题："你的膝盖和脚踝感觉总是冰凉冰凉的吗？"她说："没有感觉。"我让她把裤脚提起来，我一摸她的脚踝并不像她说的那样，非常凉，但她自己却觉察不到。随后我看了她的舌象，舌质有点儿红。脉弦数。

根据她的症状，我判断她的头晕是肾精不足引起的。因为肾精不足，从而引起了肝肾阴亏、肝风内动的情况，导致头晕目眩。当时我建议她服用叶天士的一个方子。

• 叶天士的肝肾阴亏滋补方

叶天士的肝肾阴亏滋补方

配方： 熟地 30 克，生地 9 克，龟板（捣碎）30 克，煅牡蛎（捣碎）30 克，天冬 9 克，麦冬 9 克，山萸肉 15 克，当归 6 克，五味子 3 克，茯神 9 克，怀牛膝 9 克，灵磁石（捣碎）9 克，肉桂 3 克。

做法： ① 将龟板、煅牡蛎、灵磁石三味药与其他药物用冷水分开浸泡 30~60 分钟，用水量以高出药面为度。

② 用砂锅小火先煎龟板、煅牡蛎、灵磁石 20~30 分钟。

③ 将其他药物连同浸泡药的水一起放入砂锅，小火煮沸后再煎 30~40 分钟，滤出药汤。

④ 在砂锅中加入第一次煎药时 1/3~1/2 的水量，小火煮沸后再煎 20~30 分钟，滤出药汤。

⑤ 将两次煎煮的药汤混合后分为 2 份，早、晚饭前 1 小时各温服 1 份。

服药三天后，她告诉我眩晕的症状基本消失了。

记得刚刚学习中医的时候，我就看了叶天士的《临证指南医案》，叶天士是清代名满天下的中医，温病学说的奠基人，学验俱丰。他的这本书，不同的学习阶段看，会有不同的感悟和收获。记得当年我第一次翻开这本书的时候，看的就是中风、眩晕两个病证。叶天士在书中特意说明了患有这些病证的人在春天体内的变化。

我清楚地记得叶天士对于此时气候的描述是"暮春三月，万花尽放"。此时春日风动，地气上升，人体也会顺应大自然的变化，使肝气上升，但平素阴虚、肾精不足的人，却会出现水不涵木、肝风内动的现象。

我母亲曾得过肾病，所以很容易出现肾精亏虚，之前每到春天，她都会感觉不舒服，有时候会莫名地发火、头晕，或血压升高。后来，我明白她的这些症状都是由于肾精亏虚导致，就会提前帮她滋补肾精，现在基本上每年她都可以平稳地度过春天。

还有些人，一到春天，就会莫名其妙地出现抽搐的现象，比如，眼皮跳动、身上肌肉跳动、抽筋等。这也是因为肾精不足引起的肝风内动所致。

除了这种风动的情况，肝肾阴虚、肾精不足之人，在春天更容易出现上焦上火的情况，如眼睛发干、发痒，咽喉干燥、嘶哑，头痛，血压升高，心情烦躁等情况。

• 肾精亏虚的人在春天要注意什么？

①**少吃辛辣食物。**此时肾精亏虚的人，如果再多吃辛辣，则会灼伤阴液，导致阴虚更加严重，这是不合适的。

此时应该清淡饮食，或者食用一些滋阴的食物，比如，山药、莲藕、芹菜等。

②**注意休息，避免熬夜。**夜里是养精的最好时机，如果整天熬夜，殚精竭虑地思考问题，势必会损伤阴精，导致风动。

③**情绪平稳，恬淡虚无。**在容易风动的季节，情绪的波动也会变得很明显。

我曾见过这样的患者，春天脾气很大，和家人说几句，话不投机就吵了起来，最后头晕倒地，到医院一检查，血压已经高得让人害怕了。

④**节制性欲。**春天是多数动物的生殖季节，人也有这一规律，春天容易性欲萌动，而这也是容易消耗肾精的季节，因此，节制性欲也是非常关键的。

•肾精不足引起的眩晕、虚热，服用一贯煎来滋补

在调理方面，我的经验是这样的：如果肾精不足引起的阴虚比较严重，眩晕并伴有虚热的表现，总是感觉干燥，上火，舌质鲜红，可以用一贯煎进行调理。

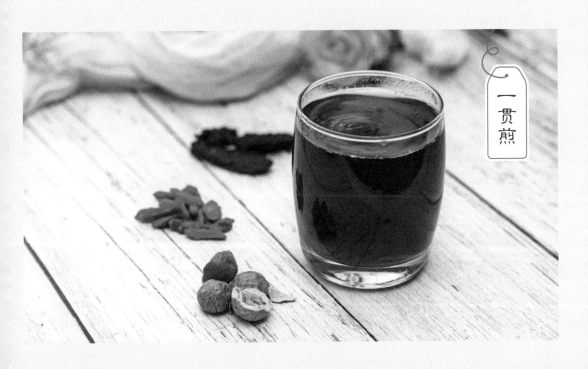

一贯煎

一贯煎

原方：北沙参9克，麦冬9克，当归9克，生地（生地黄）20克，枸杞子15克，川楝子5克。

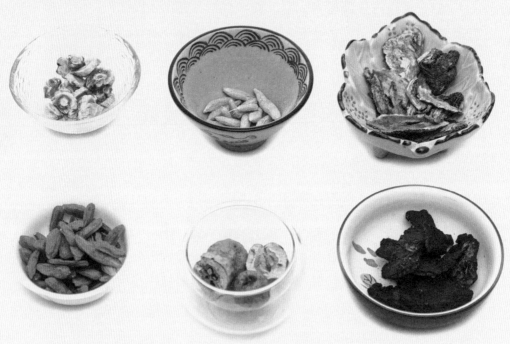

加减：可以调整后改成：熟地9克，生地9克，沙参9克，麦冬9克，枸杞子9克，当归6克。如果肝火比较大，去掉原方中的川楝子，可以再加上6克的牡丹皮。

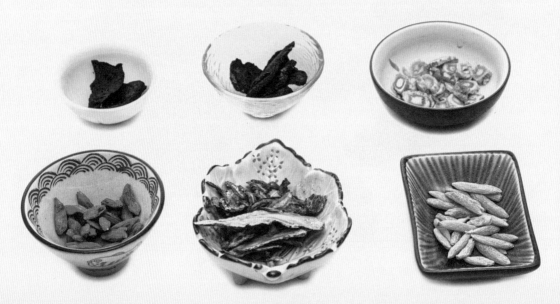

做法：① 将以上药物冷水浸泡 30~60 分钟，用水量以高出药面为度。

② 将以上药物连同浸泡药的水一起放入砂锅，小火煮沸后再煎
30~40 分钟，滤出药汤。

③ 在砂锅中，加入第一次煎药时 1/3~1/2 的水量，小火煮沸后
再煎 20~30 分钟，滤出药汤。

④ 将两次煎煮的药汤混合后分为 2 份，早、晚饭前 1 小时各温服
1 份。

如果肾精不足引起的眩晕、上热下寒、脚踝冰凉、舌质暗红的
表现比较严重，也可以用傅青主的引火汤。

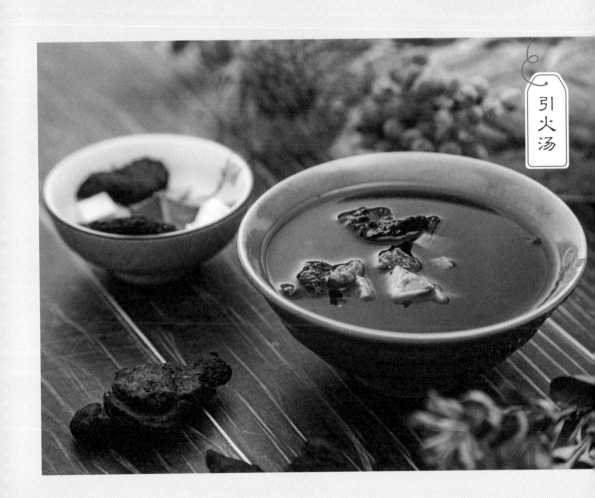

引火汤

引火汤

配方：熟地 90 克，巴戟天 30 克，茯苓 15 克，麦冬 30 克，五味子 6 克。

由于现在阳虚的人较多，所以我一般会在此方后面加上 3 克肉桂，方中巴戟天和麦冬的用量我会改成 15 克。

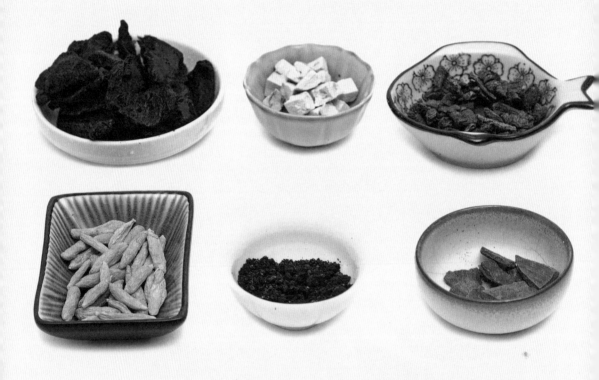

做法：① 将以上药物冷水浸泡 30~60 分钟，用水量以高出药面为度。

② 将以上药物连同浸泡药的水一起放入砂锅，小火煮沸后再煎 30~40 分钟，滤出药汤。

③ 在砂锅中，加入第一次煎药时 1/3~1/2 的水量，小火煮沸后再煎 20~30 分钟，滤出药汤。

④ 将两次煎煮的药汤混合后分为 2 份，早、晚饭前 1 小时各温服 1 份。

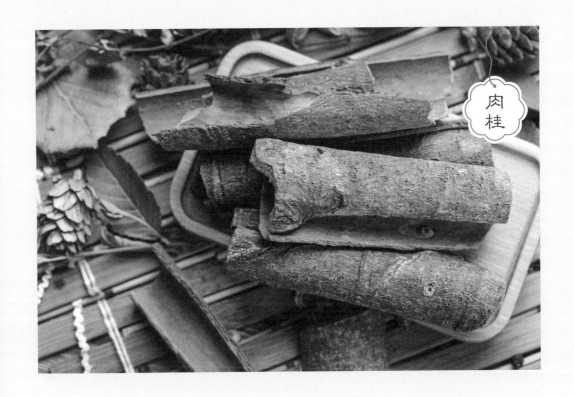

肉桂

　　肾精不足与阴虚的关系是：肾精不足是根本，在肾精不足的基础上，由于每个人身体的偏颇状态不同，所以会向着阴虚、阳虚两个方向发展。

　　张仲景的金匮肾气丸，就是调理肾精不足引起的阳虚的。而后世钱乙的六味地黄丸，是调理肾精不足引起的阴虚的。

　　此外，大家也可以模仿广东人，在煲汤的时候，放入一块熟地、一片肉桂，每周喝两三次，这对肾精不足的人会起到很好的滋补效果。

2 夜间盗汗是肾精亏虚，
吃知柏地黄丸就能清爽入眠

• 知柏地黄丸专治阴虚火旺导致的上焦有热，或者下焦湿热之证

可能很多人对"盗汗"这个词都很陌生。其实，盗汗就是指晚上睡觉的时候，身体汗出增多，醒来后汗出停止的一种症状，这种汗出像是偷偷进行的，所以被称为"盗汗"。

我的一位朋友盗汗特别严重，严重到什么程度呢?

他晚上睡觉必须把枕头分成左、右两个区域，睡一会儿后左边这个区域的枕巾被汗浸透了，就换右边，这样才可以睡一夜。每天早上醒来，枕巾就像是从水里捞出来的一样，夜里醒来经常感觉自己躺在冰凉的水里——这种情况已经持续很久了。

我当时还看了他的舌象，并不像典型的阴虚舌象那么红，但依据他的脉搏跳动，再加上其他症状，我判断他的盗汗是肾精亏虚引起的，于是我建议他服用知柏地黄丸。

回去后他仅仅服用了一丸，盗汗的症状就基本消失了。他自己都说："这怎么可能？"

由此看来用药对证。我建议他继续服用几丸后，改用六味地黄丸配合玉屏风颗粒进行调理，不久后他盗汗的问题就彻底解决了。

知柏地黄丸到底是什么药呢？

总的来说知柏地黄丸是用来滋阴泻火的，对于阴虚火盛导致的上焦有热，或者下焦湿热之证，效果特别好。

这种阴虚火旺，尤其是肝肾阴虚导致的虚火上炎，出现的多是热证，比如，头目昏眩、耳鸣耳聋、虚火牙痛、五心烦热、腰膝酸痛、血淋、尿痛、遗精梦泄、骨蒸潮热、颧红盗汗、咽干口燥、舌质红、脉细数等。如果您有上述这些症状，可以考虑服用知柏地黄丸的中成药。

• 明代张景岳的名方：知柏地黄丸

其实知柏地黄丸是六味地黄丸的加味方，在六味地黄丸的基础上，增加了知母和黄柏两味药，原方出自明代张景岳《景岳全书》里的《寒阵》。书中是这样写的：

滋阴八味丸：治阴虚火盛、下焦湿热等证。此方变丸为汤，即名滋阴八味煎。

知柏地黄丸

山药，牡丹皮，白茯苓，山茱萸（肉），泽泻，
黄柏（盐水炒），熟地黄（蒸捣），知母（盐水炒）

上加炼蜜捣丸，梧桐子大。或空心，或午前，用滚白汤，或淡盐汤送下百余丸。

这个方子，首先用六味地黄丸打底，以滋补为基础，因为此时的热象是虚火造成的，要以滋补为主。

方中的熟地，是张景岳最擅长使用的一味药。

熟地，中医认为能够滋阴补血、益精填髓，用于治疗肝肾阴虚、腰膝酸软、骨蒸潮热、盗汗遗精、内热消渴、血虚萎黄、心悸怔忡、月经不调、崩漏下血、眩晕、耳鸣、须发早白等病证。

方中的山药，用于补脾养胃、生津益肺、补肾涩精。其中妙处，难以尽述。我认为，山药是上天给中国人最好的礼物，是中国的国宝。

而山萸肉这味药能够补益肝肾、涩精固脱，是补肾很重要的一味药。

熟地、山药、山萸肉，这三味药的使用源于张仲景，后世的名医也多擅长用此药。如民国名医张锡纯，将这三味药用得出神入化，有段日子我天天研究张锡纯的用药，会心之处，拍案赞叹。我认为用好这三味药，滋补的大法基本就掌握了。

方中的牡丹皮、茯苓、泽泻，分别是清泻肝、脾、肾三脏邪气的。

而知柏地黄丸这个方子，最重要的是加上了知母和黄柏两味药。

知母苦寒，入肺、胃、肾经，清热泻火，生津润燥，用于治疗外感热证引起的高热烦渴、肺热燥咳、骨蒸潮热、内热消渴、肠燥便秘。但它的主要作用在肺经和肾经，其中清肺热的作用最为突出。

总结一下，在用药之前，大家一定要先明白药物的适应证，此方主要适用于阴虚火旺的人，不适宜阳虚之人服用。

阴虚的症状

❶ 午后或夜间自觉发热，手足心热，盗汗，失眠多梦，口燥咽干。这是虚热内生，肝肾阴亏导致的潮热。

❷ 睡时汗出，醒后汗止，五心烦热，虚烦少寐，形体消瘦。这是阴虚火旺，热迫津液外泄导致的盗汗证。

❸ 夜卧不宁，头晕心烦，小便少而热，舌质红，脉细数，男士梦中遗精。这是阴虚火旺，热扰精窍，封藏失职导致的遗精证。

❹ 小便灼热淋涩，甚则尿血，色暗红，腰痛，或潮热，或遗精，或虚烦，舌瘦干红，脉沉细数。这是阴虚火旺，煎津而成的小便短赤证。

如果您发现自己有以上症状，那就要考虑自己是不是阴虚火旺了，为了辨证更准确，您可以找当地的中医进行咨询。

现在适合用知柏地黄丸调理的疾病也比较多，比如，阴虚火旺引起的单发性甲状腺结节；阴虚火旺引起的遗精、男性不育；阴虚火旺引起的顽固性盗汗等。

我的经验是，盗汗是阴虚火盛引起的，一般服用一丸即可显效，服用数丸，即可扭转局面。有时候小便淋漓涩痛，如果是阴虚火旺引起的，即使间杂湿热也不必担心，因为张景岳说此方也可以治疗下焦湿热。

古代的方子，只要对证，效果都是立竿见影的，这就是经典方的魅力，此方大家了解以后，可以参照选用。

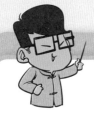

罗博士叮嘱

❶孕妇须在医生的指导下使用。

❷此类清热之药，不必久用，一旦见效即停止服用。

昔日李东垣曾给患者用知母、黄柏治疗下焦湿热，效果极佳，患者痊愈后还想继续服用，于是重金求药，但被李东垣拒绝了。热证被清除后，培补正气，才是关键，不可因某方见效快，就长时间服用。

3 怎么从根儿上减少白发、脱发？

• 为什么头发会变白、脱发？

现在人生活节奏快，压力大，长期精神紧张，过度焦虑。这会使得供应头发营养的血管发生痉挛，不能很好地传送营养，从而引起脱发；营养不足，黑色素的生成出现障碍，色素减少，头发就会变白。

另外，血虚也会导致白发，中医认为"发为血之余"，当血虚无法荣养头发的时候，头发就会变白、脱落。

虽然老话讲"贵人不顶重发"，可现实生活中，往往浓密润泽的秀发才是人们追求的。

关于头发的生长过程，《黄帝内经》中早有记载，以女子为例：

女子七岁，肾气盛，齿更发长；二七而天癸至，任脉通，太冲脉盛，月事以时下，故有子；三七，肾气平均，故真牙生而长极；四七，筋骨坚，发长极，身体盛壮；五七，阳明脉衰，面始焦，发始堕；六七，三阳脉衰于上，面皆焦，发始白……

这说明头发的生长源于气血的滋养，若肝肾不足，气血亏损不能上达头部，就会导致头发脱落、变白、枯槁等问题。而针对头发的这些问题单纯使用染发剂、护发剂是不行的，而是要治病求本，补血养肾。

当然，脱发的人群中还有一部分是因为湿气重，肝火旺。正常情况下，人也是会自然脱发的，但如果出现须发早白、脱发很多的情况，就跟肾虚血亏有关了。

• 吃黑芝麻、核桃、黑豆对肾虚血亏引起的白发、脱发有用

很多人都听说过食用黑色的食物可以乌发、防脱发，于是就有很多人问我，吃黑芝麻、核桃、黑豆对白发、脱发有没有用?

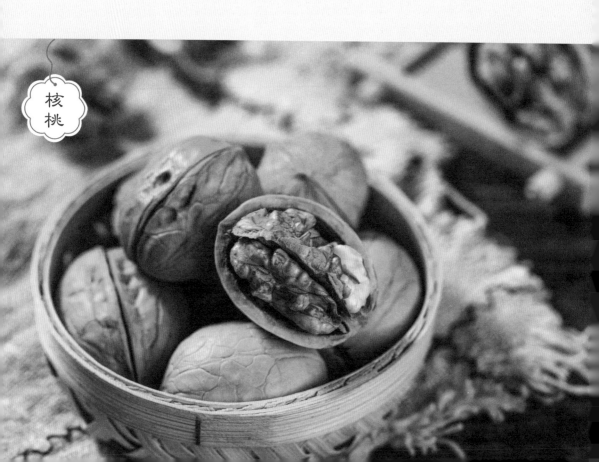

核桃

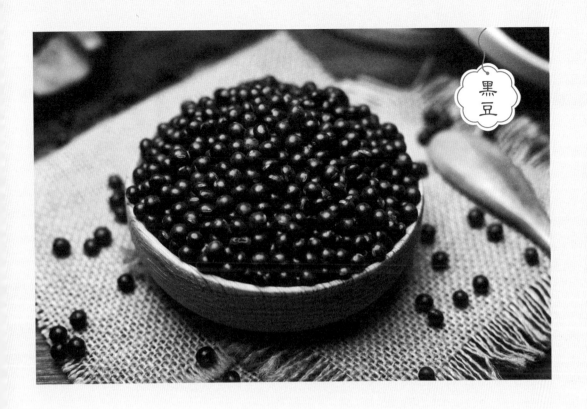

黑豆

　　是这样的，对于肾虚血亏引起的白发、脱发，如果能够坚持长期吃这三样食物确实是有用的，白发、脱发的现象会得到改善。

　　但对于少部分人可能作用并不明显，因为有些斑秃的人，头发是一块一块往下掉的，这多是突然的情绪波动引起的，单纯服用黑色的食物效果并不明显。

　　出自中医世家的张宝旬，主张人们每天早上吃七粒黑豆来补肾乌发，这是道家的方法。很多人吃了两个月后脱发的量真的变少了。但我认为大家不一定非要七粒，也可以把黑豆、黑芝麻、核桃磨成粉每天冲服。

　　中医认为，五色入五脏，黑色属水，水走肾，且黑豆的形状与肾的形状相似，故认为黑豆专入肾经。黑豆又被称为肾之谷，具有健脾利水、消肿下气、滋肾阴、润肺燥、制风热而活血解毒、止盗汗、乌发黑发、延年益寿的功能。

核桃仁性甘、温，归肾、肺、大肠经。它的主要作用是补肾、温肺、润肠。而肾其华在发，肾主藏精，"发为血之余"，中医认为精血同源，所以补肾是可以乌发、防脱发的。

黑芝麻味甘，性寒，但炒熟后呈温性，无毒，入胃、大肠、小肠三经，具有补益精血、润燥滑肠的功效。

这里我也给大家介绍几个食疗方。

（1）黑芝麻枣粥

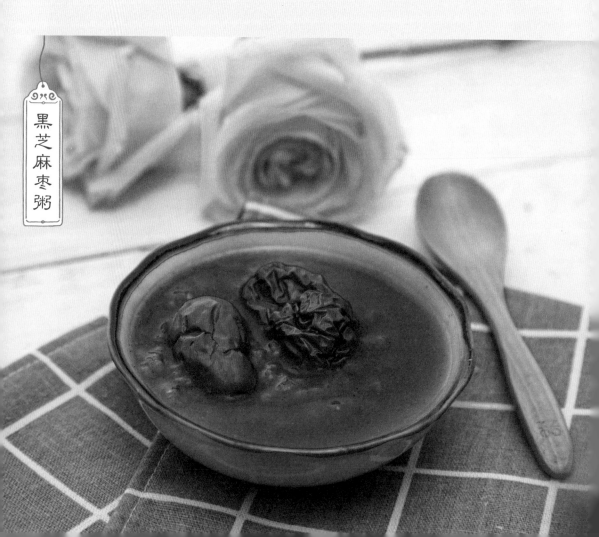

黑芝麻枣粥

黑芝麻枣粥

原料：红枣、黑芝麻各适量，粳米 500 克。

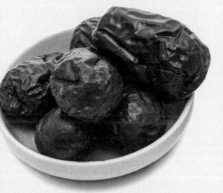 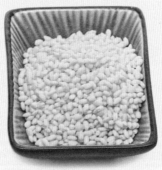 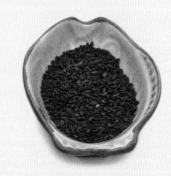

做法：① 黑芝麻炒香，碾成粉。

② 锅内水烧热后，将粳米、黑芝麻粉、红枣一起放入锅中，先用大火烧开，再改用小火熬成粥。

③ 食用时加糖调味即可。

功效：补肝肾，乌发。

其实任何事物都有两面性，黑芝麻也不是没有缺点。黑芝麻的适宜人群有肝肾不足所致的眩晕、眼花、视物不清、腰酸腿软、耳鸣耳聋、发枯发落、头发早白之人，也适宜妇女产后乳汁缺乏者食用，还适宜身体虚弱、贫血、高脂血症、高血压病、老年哮喘、肺结核，以及荨麻疹、习惯性便秘者食用。但是患有慢性肠炎、便溏腹泻的人不适宜食用，因为黑芝麻还具有润燥滑肠的功效。另外，黑芝麻虽然能黑发，但是也不能吃太多，小心适得其反。

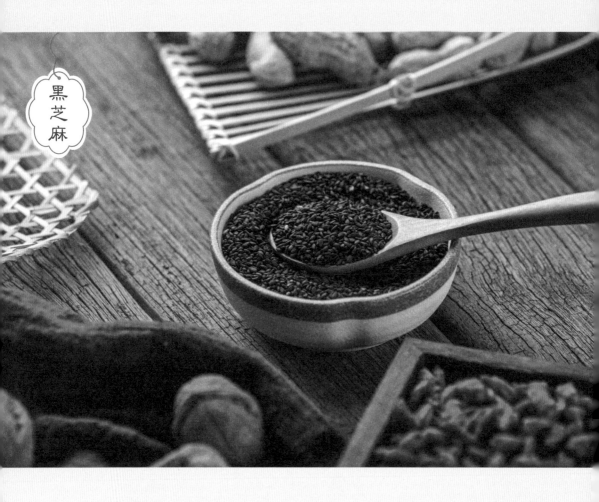

　　当然，黑芝麻的服用不局限于固定的用法，家里做饭的时候适当加一些黑芝麻，吃水果或甜点的时候蘸点儿黑芝麻都是不错的选择。

　　中医认为黑色的食物入肾，食用后可以起到补肝肾的作用，所以食用黑豆、黑芝麻都可以补肾。

　　这时可能有人就会反驳了，他们说现代医学实验结果表明，黑色食物补肾是没有科学依据的。那古人记载了这么多关于黑芝麻、核桃、黑豆可以乌发的内容，难道都是假的吗？

首先，大家可能都忽略了一点，中医的"肾"和西医的"肾"完全是两个概念。

西医的"肾"指的是肾脏及其附属的肾上腺，是脏器。而中医理论中认为五色入五脏，黑色五行属"水"，肾五行也属"水"，所以黑色的食物可以补肾。

肾乃先天之本，藏精，主生长、发育、生殖，主水，主纳气，藏志，生髓，出伎巧，司二便。其华在发，开窍于耳及二阴，合于三焦和膀胱。

中医的肾是脏象的肾，囊括了肾之气、精、阴、阳，补肾即补益人体亏损的物质，增强人体活动机能，提高抗病能力，消除虚弱证候，包括补肾气、补肾阴、补肾阳、补精血、强筋骨等。

其次，很多人觉得吃黑豆、黑芝麻没有效果，是因为难以坚持，往往都是吃两三周，最多一个月，症状改善不明显就不吃了。但是如果您吃半年，吃一年，就会发现效果真的非常明显，这是一个日积月累的过程。

我认识一个保险行业的老板，虽然年龄很大了，但看上去满面红光，头发都是黑的。一次我问他："您的气血怎么这么好，精力也如此旺盛呢？"他说："我这个人特别爱较真儿，有人曾跟我说每天下午吃多少粒黑豆、多少个核桃就可以让头发更黑，我就按照这人说的早晨吃几粒，晚上几粒，每天坚持，雷打不动地吃了十多年，结果还真的有效。"

养生一定要坚持、要趁早，等老了、身体已经毁了，再做就来不及了。

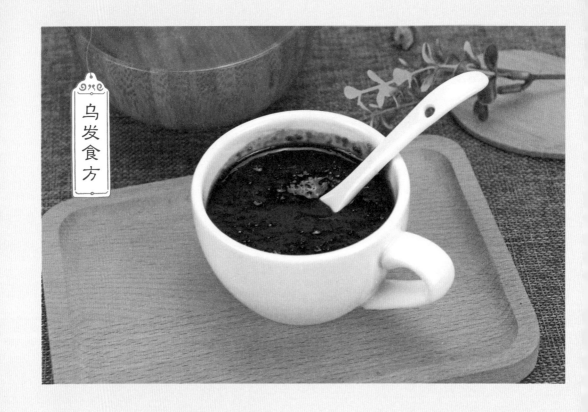

乌发食方

（2）三合一极简美味的乌发食方

生活中，拥有一头健康靓丽的秀发可以令人提升自信，如果头发稀疏、白发多，不仅会影响个人形象，也间接反映了我们身体内部的健康状况不是很好，所以大家一定要引起重视。

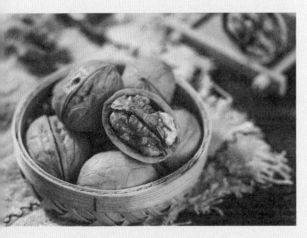

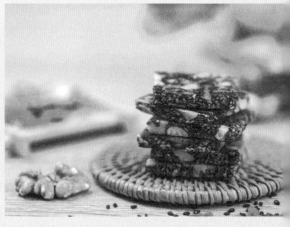

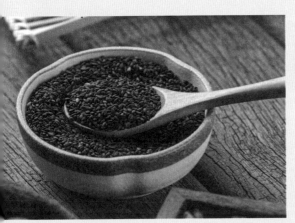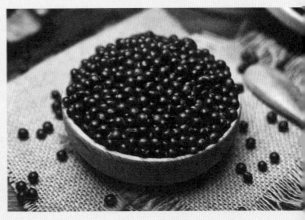

乌发食方

原料： 炒熟的黑芝麻、核桃、黑豆（数量均等），阿胶。

做法： 把炒熟的黑芝麻、核桃、黑豆磨成粉，加点阿胶搅成膏状，每天用热水冲一勺儿即可。

叮嘱： 在购买食材的时候一定要注意食材的品质，黑芝麻和核桃容易变质，做好后要放在冰箱里冷藏，这样就不会变质了。除此之外，我们还要尽量保持心情愉悦，生活有规律，这样有利于血管神经调节处于正常状态。平时也可以通过经常梳头增强血液循环来改善脱发的情况。

4 您以为黑眼圈
只是影响了您的颜值吗？

现在很多人都有黑眼圈的问题，尤其是当代社会人们的生活和工作压力越来越大，即使黑眼圈很严重了，面对"996"的工作压力，还是不得不爬起来去上班。

您以为黑眼圈只是影响了您的颜值吗？其实这是在提醒您，您的身体出现问题了。

都有哪些因素会引起黑眼圈呢？

• 肾虚的人会有黑眼圈，可以吃金匮肾气丸

首先，肾虚的人会有黑眼圈。这种黑眼圈不是突然有的，而是长期肾虚引起的。黑眼圈的颜色暗黑，同时伴有脸色苍白或者黧（lí）黑、神情疲惫、精神萎靡的症状。

这种肾虚多表现为肾精不足或肾阳虚。这样的人多是长期生活方式不健康，比如，性生活过度，损耗了肾精，肾之黑色就会浮越于上，从而双目无神，眼圈发黑。

很多人听完中医对黑眼圈的解释会认为中医讲得太玄了。您还别不信，这虽是古人总结出的内容，但即便在今天，也是正确的。比如，与肾脏有关的激素——肾上腺素，这个激素缺失的时候，人的很多部位就会因色素沉积而变黑。

但是中医从来不根据一个症状来判断身体的问题，而是把这些症状联系起来，称为"证"，然后才断定您的身体出了什么问题。

肾阳虚或者肾精不足的人，除了眼圈黑，还会出现哪些症状呢？

最突出的表现就是精神萎靡不振，总想睡觉，双目无神。其次是怕冷，四肢清冷，小便清长，腰酸无力，容易出现浮肿。舌质淡白，舌苔白厚。脉迟弱。

我曾见过一位中年男性糖尿病患者，他的面色黧黑，尤其是眼圈黑得十分严重，舌淡，苔白厚。前几年一提到糖尿病，很多医生就会选用生地、玄参、花粉、葛根这几味药来调理，因为医生一看到患者有口渴的症状，就认为是阴虚，应该滋阴，但这位男性患者用了很多这样的方子都没有效果。

我建议他用金匮肾气丸（注意：这里提到的"金匮肾气丸"就是药店里的金匮肾气丸，不是"桂附地黄丸"）来调理，先把肾阳不足的问题解决了。后来他太太告诉我，服药后，他的病情明显缓解了，黑眼圈也消失了。

某些过敏性鼻炎的患者也会有黑眼圈，这是因为鼻部与眼部位置比较接近，而且究其根源，过敏性鼻炎也多是阳气不足引起的，所以补足肾精，使肾内的元阳充足，黑眼圈自然会消失。

这种肾虚引起的黑眼圈，首先必须吃药调理，因为病情一般比较深；其次是性生活要有节制，并且改变不良的生活习惯。

• 体内有瘀血的人会有黑眼圈，可以长期服用三七粉

瘀血就是血液循环的状态不佳所致，眼周毛细血管非常丰富，西医的说法是：静脉血管血流速度过于缓慢，眼部皮肤红细胞供氧不足，静脉血管中二氧化碳及代谢废物积累过多，形成慢性缺氧，血液较暗并形成滞流，以及造成眼部色素沉着。

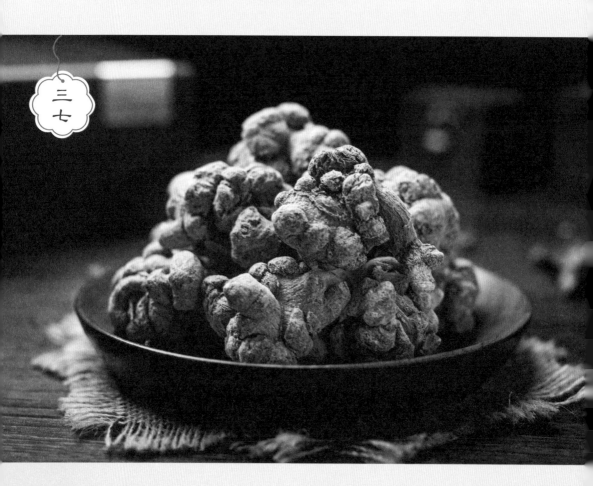

三七

在中医里面，瘀血的一个重要指征，就是眼眶黧黑干涩，此时脸上也会有黯黑的斑点，这是瘀血到了一定的程度会出现的情况。同时嘴唇颜色会加深，记忆力会下降，会咽喉干，但不是真的口渴，身体表面会有很多红血丝或者青血丝，甚至有的地方会痛。

这样的女性月经量会很少，同时带有黑色的血块，甚至会长期痛经。有些人会月经严重不调。这种情况，要坚持每天服用两三克左右的三七粉，活血化瘀。

我发现，有些气血亏虚的中老年妇女会有这种情况，此时要先养血，然后再化瘀，否则单纯化瘀效果不佳。

在有些严重的疾病后期，会出现瘀血的情况，也会导致黑眼圈，比如，肝功能长期不正常、肝肿大患者，往往存在黑眼圈。大约有20%的肝病患者在暴露部位，如眼眶周围、面部有色素沉着，呈现"黑眼圈"。

比如，某些肾病患者，也会出现黑眼圈，也与瘀血和肾虚相关。

有时在讲课的时候，我下去帮助大家看舌象，有些人还没有伸舌头，我就知道她体内有瘀血，为什么？因为脸上写着呢：**面色惨白，脸上有很多黑斑，两个又干又黑的眼圈。**

这种瘀血导致的黑眼圈，也是需要用药物来调理的，有严重疾病的人，如肝病，要对证治疗。这种情况自己一般很难消除。

• 睡眠不足引起的黑眼圈，补足睡眠就会消失

睡眠不足会导致眼部血管无法得到正常的休息，持续充血，最终形成黑眼圈。这种黑眼圈就跟烟熏妆似的，若隐若现，不是那种沉着的。

这种黑眼圈比较容易调理，不用吃什么药，只要好好补觉就可以了。

但是，这种睡眠不足引起的黑眼圈也不能忽视，因为短时间的睡眠不足是不会出现黑眼圈的，如果出现黑眼圈了，说明睡眠不足已经很严重了。这种人多数是长期熬夜，深夜还在玩游戏、聊天、追剧的年轻人。

睡眠不足还会消耗肾精，导致肾气不足，瘀血内生，使黑眼圈加重，这样就形成了一个循环。所以，那些深夜还在发微信的朋友，您可要小心了，看看自己的黑眼圈，想想是健康重要，还是熬夜给您带来的快感重要。

5 肾精不足，
可能会引起顽固的皮肤问题

• **为什么您有皮肤病，而且难治？**

很多皮肤问题，比如，湿疹、痤疮、带状疱疹、神经性皮炎等，有可能是由龙雷之火外泄引起的，而龙雷之火外泄是由一个很少被关注的原因——肾精不足导致的。

一般这样的疾病，皮肤表面会出现红色的皮损，所以常被诊断为热证，治疗的时候往往用清热解毒、祛湿凉血的药物。有些患者服用药物后效果不错，很快可以痊愈；但有些患者，即使长期用药，也毫无效果，甚至会越来越严重。

那问题出在哪里呢？

如果仔细观察服用清热解毒药无效的这些患者，您会发现他们的舌质并不是鲜红的，而是呈现一种颜色暗淡，或者泛白的状态，有的人舌边还会出现齿痕。继续询问患者的症状，您会发现，通常他们下肢怕冷，腿脚是凉的，这是上热下寒比较典型的表现。

如果皮肤出现问题的人，并伴有这些症状，则要考虑是否是肾精不足，龙雷之火外泄导致的。因为龙雷之火上奔不仅会导致上焦头面的问题，还会外泄于皮肤引起皮肤相关病变。

• 肾精不足引发的皮肤问题如何调治？可以服用引火汤

治疗龙雷之火上奔的方子有很多，比如，引火汤、镇阴煎、收火汤等。这些方子都有一个共同的组方思路，就是用大量的熟地作为君药，再根据具体症状配伍其他的药物。如阴虚比较明显，则配伍天冬、麦冬等药物；如果阳虚明显，则配伍少量的制附子、肉桂等药物。

肾精亏虚严重的人，会导致阴阳俱虚，出现浮游之火，也就是前面提到的龙雷之火。现在有的医家认为这与李东垣所说的"阴火"十分相似。总之，这是一种身体在虚弱、脏腑失调状况下产生的虚火，而这种虚火是肾精不足引起的。

这样的组方思路来源于张仲景的金匮肾气丸，金匮肾气丸中就是用大量的熟地与少量的肉桂、附子搭配的。

这种龙雷之火，如果单纯用滋阴的方法，往往效果不佳；单纯用温阳的方法，效果也不明显，只有用熟地这味滋补肾精的中药，搭配其他药物，才能见效。

下面我们以引火汤为例，具体讲一下。

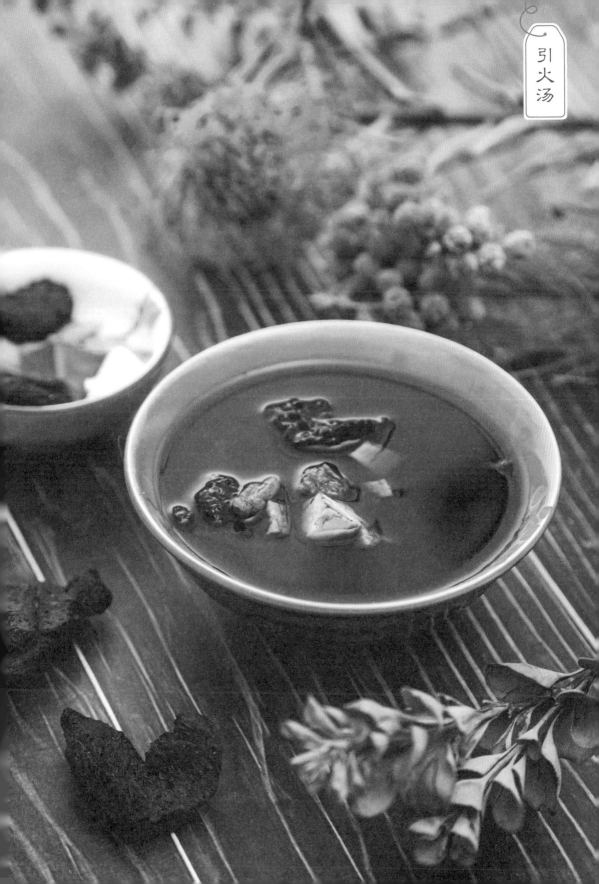

引火汤

引火汤

配方：熟地90克，巴戟天30克，茯苓15克，麦冬30克，五味子6克。

由于现在阳虚的人较多，所以我一般会在此方后面加上3克肉桂，方中巴戟天和麦冬的用量我会改成15克。

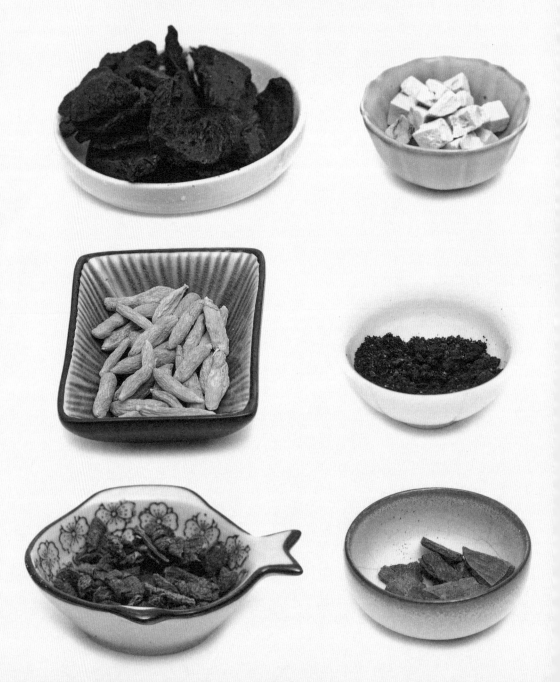

做法： ① 将以上药物冷水浸泡 30~60 分钟，用水量以高出药面为度。

② 将以上药物连同浸泡药的水一起放入砂锅，小火煮沸后再煎 30~40 分钟，滤出药汤。

③ 在砂锅中，加入第一次煎药时 1/3~1/2 的水量，小火煮沸后再煎 20~30 分钟，滤出药汤。

④ 将两次煎煮的药汤混合后分为 2 份，早、晚饭前 1 小时各温服 1 份。

这个方子原来是用来治疗肾精不足，龙雷之火上奔引起的咽喉肿痛的。但在临床中我发现，此方用来治疗龙雷之火外泄引起的皮肤问题，效果也非常好。

曾有一位朋友，他的孩子刚上大学，满脸的痤疮严重影响容貌，为此曾服用过很多清热解毒的中药都毫无效果，于是他就带着孩子跑到海南来找我。

其实，很多人的痤疮确实可以用清热解毒的方法治好，我在看到此类病证的时候一般也会先想是不是热毒壅滞导致的。

那这个孩子吃清热解毒的药物，为何没有效果呢？

我看了他的舌象，才发现问题出在哪里。他的舌质淡嫩，明显不是实热，而是肾精不足引起的。所以我就建议他用引火汤进行调理，结果喝了几天就见效了。

在春夏之交，肾精不足之人最容易出现皮肤问题，这时不可一味清热解毒，还要滋补肾精。

还有一位中年男士，外感后没有发热，但莫名其妙地起了一身疹子，总感觉身体有点儿怕风，出疹的部位主要在胳膊和腿上。看他发来的照片，腿部的红疹一直到脚踝，胳膊一直到腋窝，出疹部位的皮肤红成一片，看上去挺吓人的。去医院就诊，医生诊断为病毒疹，让他回去服用开瑞坦试试，但服药后病情依旧没有好转。

　　我判断这个人也是因为龙雷之火外溢引起的皮肤病，这时候一定不能用具有收敛之性的药物，我当时是在引火汤的基础上进行加减后给他开的方子。他回去后仅服用一服就见效了，两服后彻底痊愈。

　　其实，在没有领悟到肾精不足可以导致各种虚热的表现之前，我也是见火治火的人，往往用清热解毒的方法治疗无效后，就束手无策，让人另请高明。但自从发现此证的发病机制后，对于此证的治疗像是突然被打开了一扇大门，效果越来越好了。其实，很多热证都是肾精不足引起的，这种病看似严重，热势炽盛，非常具有迷惑性，但却是虚证。

　　我的想法是这样：对于龙雷之火引起的表现为严重热证，而实质病因却是肾精不足的疾病，一定要用熟地。对于熟地的运用，在明代末期，张景岳与陈士铎等医家经过不断地研究和积累，已经有了非常丰富的经验，也总结出了一定的理论。

　　但到了清代，随着温病学说的兴起，医家对清热解毒的药物更为重视，对熟地的运用存在矫枉过正的问题。很多温病学派的医家都在抨击张景岳，认为他滥用温补。这导致对于肾精不足引起的虚热类疾病的治疗思路不进反退。在清代，您很少能见到用熟地、肉桂进行治疗的医案，而长期服用清热解毒药物的医案却非常多。虽然我们无法复原当时患者的具体状况，但是根据现在的临床经验来推断，当时有相当多的患者是被误治了。

我认为肾精不足，导致龙雷之火上奔或外泄的理论，还需要大力研究，不断积累经验，相信这个思路，会解决患者的很多问题的。

《黄帝内经》中曾说过："云不可治者，未得其术也。"

其实，之所以有那么多的疑难杂症治不好，是因为我们的思路还没有充分打开，没有找到正确的治疗方法啊。

如果您遇到类似的疾病，比如，严重的痤疮、皮炎、湿疹等皮肤病，用了清热解毒的药物后无效，同时身体伴有上热下寒，或外热里寒，舌质不是鲜红的，病情在过度劳累后会加重的情况，就应该考虑滋补肾精。

最终，皮肤的问题解决了，这只是表面现象，肾精充足了，才是真正的幸运之事。

6 为何您总是心烦气躁，心跳也比别人快？

• 肾精、肾阴不足，人就会心烦、心悸

有的朋友问："为何我总是心情烦躁，心跳也比别人快呢？"

张景岳认为，在脉象是数脉的人中，虚损的人最多。而且，虚损得越严重，脉搏跳动越快。所以，您的心烦、心悸很有可能是虚热上扰导致的，而虚热产生的根本原因是阴虚。

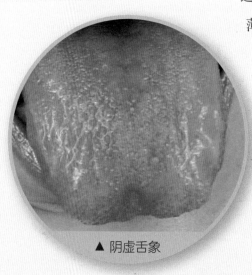

▲ 阴虚舌象

这种人往往舌质是红色的，舌苔很薄，甚至没有舌苔，还会出现眼睛干涩、口干想喝凉饮、心烦、夜间盗汗、骨蒸潮热、腰膝酸软、失眠耳鸣、脱发等症状。

实际上，阴虚又多是由肾精不足引起的。

现代社会，由于思虑过度、饮食劳倦、色欲消耗等因素

导致肾精不足的人很多。所以，因肾精不足而引起的心烦、心跳快的情况也非常常见。

记得我有一个朋友，之前当过运动员，体质极好。但有一次我帮他诊脉，却发现他的脉居然是数脉，而且脉搏跳动无力，明显是肾精大亏。

这让我感到非常奇怪，他的身体那么好，为何会肾精亏虚呢？一问才知道，他的肾精亏虚是工作压力太大导致的。他现在在公司里担任领导，每天都非常忙碌，经常加班，各地奔波，弄得自己疲惫不堪。我这才明白，即便是身体健壮的运动员，也招架不住这样的消耗，可见案牍劳形对肾精的损害有多严重。

现在给白领诊脉，我已经很少能遇到脉搏和缓有力、跳动均匀的人了，取而代之的是急促者多。

• 肾精、肾阴不足的朋友用什么中成药调理？

对于工作繁忙，肾精亏虚，出现数脉的人该如何调理呢？

最好请医生开方子调理，如果想自己服药，可以在医生的指导下服用。

肝肾阴虚的人最常服用的药就是六味地黄丸；

如果感觉自己肾阴虚的同时肺阴也不足，可以服用麦味地黄丸；

如果总是感觉眼干、眼热，可以服用杞菊地黄丸；

如果盗汗严重，可以先服用几天知柏地黄丸；

如果感觉自己稍微还有点儿血虚，肝阴不足，可以服用归芍地黄丸。

类似的中医方剂很多，在药店均有中成药售卖，大家可以在中医的指导下使用。

肾精不足的朋友或肝肾阴虚的人，最好不吃或者少吃辛辣燥热的食物，如烧烤、麻辣烫、火锅等，牛羊肉也要少吃。

哪些食物适合肝肾阴虚的人食用呢？

适合肝肾阴虚之人的食物

水果	梨、西瓜、柚子
蔬菜	山药、莲藕、银耳、荠菜、蒲公英、苣荬菜
肉	猪肉、鸭肉

请大家注意，"凉"并不是指温度低，而是性味偏凉。比如，蒲公英的药性是凉的，即使热着吃，它的药性也是凉的，具有清热的作用。

另外，在春天，即使是阴虚之人，也尽量不要吃冰冻的食品，虽然吃着觉得清凉舒服了，但会损伤脾胃，伤害体质。

• 熟地猪肉汤，专门滋补肾精不足的人

如果想滋补的效果更强一些，您可以自己做些药膳来滋阴润燥。这里我为您推荐一款熟地猪肉汤。

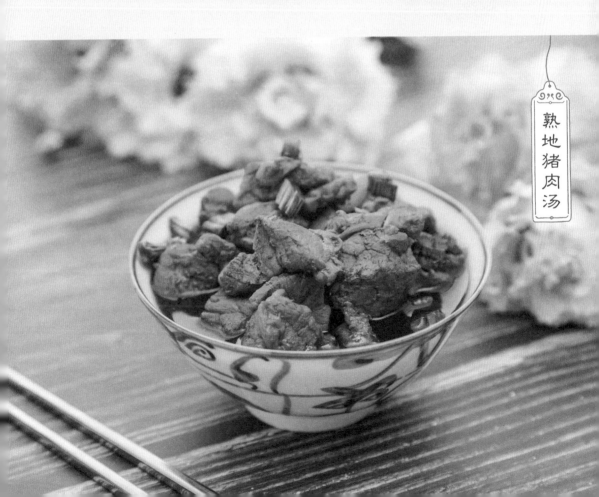

熟地猪肉汤

熟地猪肉汤

原料：熟地 9 克，生地 9 克，枸杞子 6 克，沙参 6 克，麦冬 6 克，石斛 6 克，瘦猪肉适量。

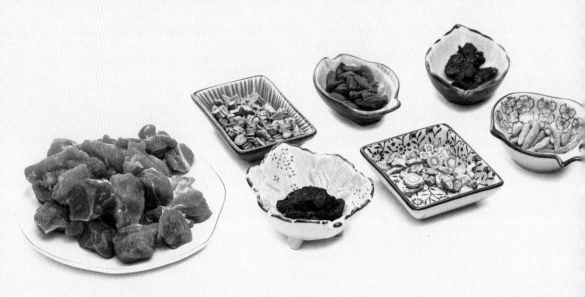

做法：用上述原料来煲汤，适量加入盐等调料。

用法：熟地猪肉汤与我之前介绍过的生熟地煲龙骨汤类似，可以滋阴润燥，肝肾阴虚的人一周喝两次，可以有效地改善体质。

• 不要熬夜，不要劳神，不要纵欲

当然在滋补肾精的同时，我们也要减少肾精的消耗，尽量不要熬夜、费神，更不能纵欲。

7 慢性咽炎这股"火"，
到底怎么才能清下去？

•慢性咽炎是由"虚火"引起的

有很多朋友都患有慢性咽炎，这个病让人十分苦恼，因为很多人告诉我他们服用清热解毒的牛黄上清丸等药后，症状可以缓解几天，但过不了多久又复发了，总感觉体内有火，咽喉发热，需要时不时清一下嗓子。

慢性咽炎到底该如何调理呢？为何这"火"总是清不掉呢？

其实，"上火"就是身体出现了某种热证的表现，而导致"上火"的原因实在是太多了。如美食吃得太多，脾胃运化不开，会导致"上火"；情绪不好，气血运行不畅，会导致"上火"；感受暑邪、热邪、燥邪等热性的邪气，也会导致"上火"。

但以上这几种情况，都属于"实火"，服用保和丸、牛黄上清丸、三黄片等药物是可以清除的，如果您是"虚火"，服用这些药物是没有用的。

中医认为，人体内阴阳两种物质，是同时存在的。两者力量均衡，则身体正常。如果其中一方缺少，另一方就会显得多余。其实这种多余并不是真的有余，而是相对有余。阴缺乏，阳就会显得多余，多余的阳就会形成"虚火"。这种"虚火"是清不干净的，因为它只是显得多余，其实是阴不足引起的，此时最好的方法是把阴补足，阴阳平衡了，虚火自然就消除了。

•慢性咽炎，用名医陈士铎的收火汤来治

现代人，虽然先天禀赋不足的很少，但后天消耗得多，所以很多人都有阴精亏虚的问题，这种虚火引起的慢性咽炎也就变得非常常见了。

古人管这种虚火叫龙雷之火，多采用滋阴填精的方法来降虚火。这类方子有很多，比如，张景岳的镇阴煎，陈士铎的引火汤、收火汤、金水汤等。非常有趣的是，这两位名医都与道家有着千丝万缕的联系，方中都用大剂量的熟地作为主药，然后配合一点儿其他药物。

下面，我们先介绍一下陈士铎治疗咽喉病的收火汤。

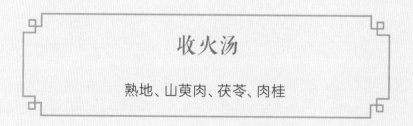

收火汤

熟地、山萸肉、茯苓、肉桂

陈士铎认为咽喉部位的肿痛、不适，多是肾精不足引起的，所以方中用熟地和山萸肉来滋补肾精，用肉桂来引火归元。通常患者服用一服药就可以见效。

我们在用此方调理慢性咽炎的时候，可以把分量减轻。

肾经的循行会通过咽喉，所以滋补肾精可以治疗虚火上炎导致的咽喉不适。

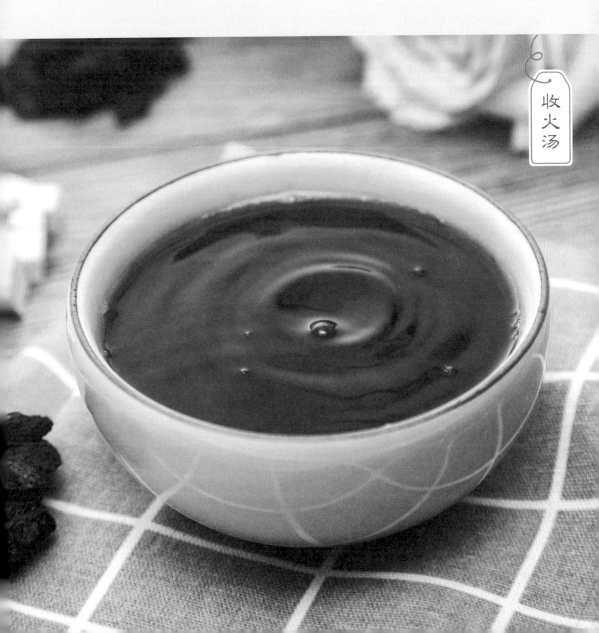

收火汤

收火汤加减

配方：熟地 30 克，山萸肉 12 克，茯苓 9 克，肉桂 3 克。

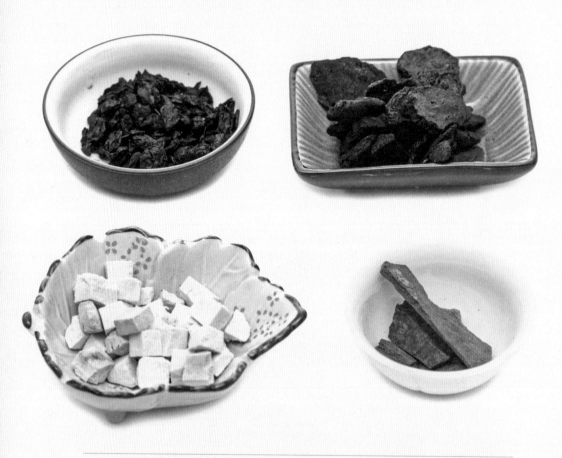

做法：① 将以上药物冷水浸泡 30~60 分钟，用水量以高出药面为度。

② 将以上药物连同浸泡药的水一起放入砂锅，小火煮沸后再煎 30~40 分钟，滤出药汤。

③ 在砂锅中，加入第一次煎药时 1/3~1/2 的水量，小火煮沸后再煎 20~30 分钟，滤出药汤。

④ 将两次煎煮的药汤混合后分为 2 份，早、晚饭前 1 小时各温服 1 份。

叮嘱：① 一般患者最多服用 3 服药，症状就会消失。

② 孕妇忌服。

8 慢性前列腺请安静，别再发"炎"了

· 男人，一定要好好调理前列腺

普通人对"人有三急"这句话的理解可能没有那么深刻，但患有前列腺炎或尿路感染的人对这句话的感触很深。

在日常生活中，很多中老年男性都有前列腺的问题。

随着工作模式的改变，用电脑办公的人越来越多了，很多人工作任务比较繁重，坐姿前倾且保持这个姿势的时间较久，还常有憋尿的习惯，这样容易压迫前列腺及尿路，所以很多男性职场人士都会出现前列腺炎或尿路感染的问题。这也是很多二三十岁的上班族逐渐出现尿频、尿急、尿不尽等症状的原因。白天还好，最多频繁出入厕所；到了晚上，准备倒头大睡的时候，却顿时尿意横生，整夜往返于寒冷的厕所与温暖的被窝，才真的是有苦难言。

记得几年前的一个冬天，我随家人一起去农村看望亲戚，车开在坑坑洼洼的路上，颠簸之中，儿时的记忆浮现在眼前。小时候我姑父经常骑着自行车带我到附近玩耍，姑父有个习惯，总是喜欢坐在冰冷的地上，说这样坐着舒服。多年后，当我再见到姑父，明显发现他身体大不如前，走路微晃，精神头儿也很不好。经过询问后

才知道，前一阵子姑父总是起夜，问他干什么去了，他也不答，一天愁眉苦脸的，后来在姑姑的追问下才得知，姑父晚上憋不住尿，而且尿尿的时候涩痛难忍，每次只能尿出一点儿，回去刚躺下就又有尿意。

后来，在医院系统检查后被确诊为急性前列腺炎。我仔细思考之后，觉得病因有多方面，一是跟他喜欢坐在寒凉的地上有关，二是自行车骑得比较多，这个姿势对于前列腺的刺激比较大。还有，辛辣饮食、过食肥甘厚腻也是诱发此证的重要原因。

•慢性非细菌性前列腺炎中，肾气亏虚的证型最多

慢性非细菌性前列腺炎中，肾气亏虚的证型最多，而慢性非细菌性前列腺炎，主要表现为骨盆区的疼痛，可见于会阴、阴茎、肛周、尿道、耻骨或腰骶等部位。

排尿异常可表现为尿频、尿急、尿痛和夜尿增多等，尤其是小腹部位和腰部的疼痛会比较明显、持久。如果这种慢性疼痛久治不愈，患者的生活质量也会下降，并可能伴有性功能障碍、焦虑、抑郁、失眠、记忆力下降等症状。

中医把慢性前列腺炎分为这样几种常见证型：气滞血瘀型、肝气不舒型、气虚不固型、肾虚夹浊型等。

其实，在慢性细菌性前列腺炎的发病过程中，这些证型的症状有可能并存，中医会根据病情的轻重缓急来加入相应的药物。我在临床中遇到最多的证型，其实是肾气亏虚的证型（气虚不固的证型）。

正常情况下，如果一个人的身体健康，正气充足，是不会患此病的。很多男士之所以患此病，大多是因为正气不足，比如，房事过多、年老体衰、肾精亏虚、精气不固，然后才会出现湿热蕴积。所以这样的患者，多数是肾阴、肾阳俱亏，精血不充，奇经受损，这才是致病基础。甚至有很多老中医指出此病是奇经之病，实乃真知灼见。

肾气亏虚导致慢性前列腺炎的患者，往往病情缠绵不愈，会出现很多症状，比如，头晕肢倦，食少神疲，甚至稍微劳累后尿道就会有白色分泌物溢出，腰骶（dǐ）、会阴部酸软、疼痛，下肢不温或厥冷，双膝无力，阴囊湿冷，阳痿，早泄，滑精，舌淡胖，边有齿痕。

• 我有治慢性前列腺炎的经验方

治疗这种肾气亏虚引起的慢性前列腺炎，我有个经验方供大家参考。

治慢性前列腺炎的经验方

配方：熟地15克，怀山药15克，生黄芪15克，当归9克，枸杞子9克，菟丝子9克，补骨脂9克，仙灵脾9克，巴戟天9克，炒杜仲9克，桑葚子9克，鹿角霜9克，知母9克，黄柏6克，白花蛇舌草15克，桑枝9克，丝瓜络9克，甘草6克。

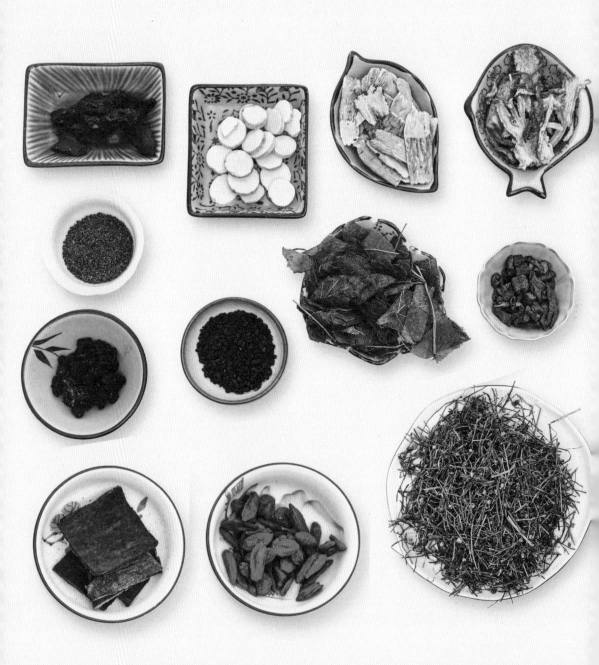

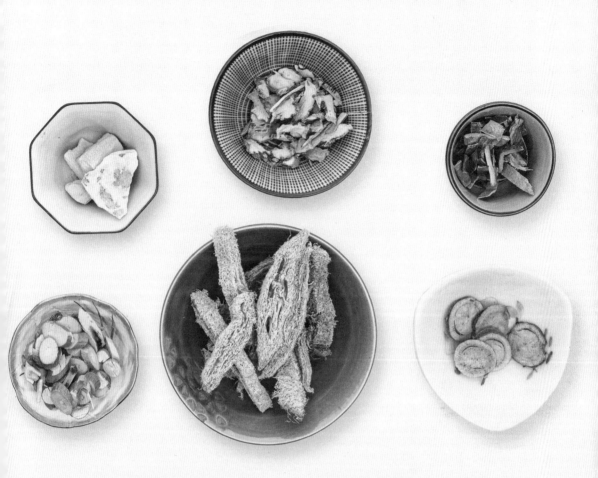

做法：① 将鹿角霜与其他药物用冷水分开浸泡 30~60 分钟，用水量以高出药面为度。

② 用砂锅小火先煎鹿角霜 20~30 分钟。

③ 将其他药物连同浸泡药的水一起放入砂锅，小火煮沸后再煎 30~40 分钟，滤出药汤。

④ 加入第一次煎药时 1/3~1/2 的水量，小火煮沸后再煎 20~30 分钟，滤出药汤。

⑤ 将两次煎煮的药汤混合后分为 2 份，早、晚饭前 1 小时各温服 1 份。

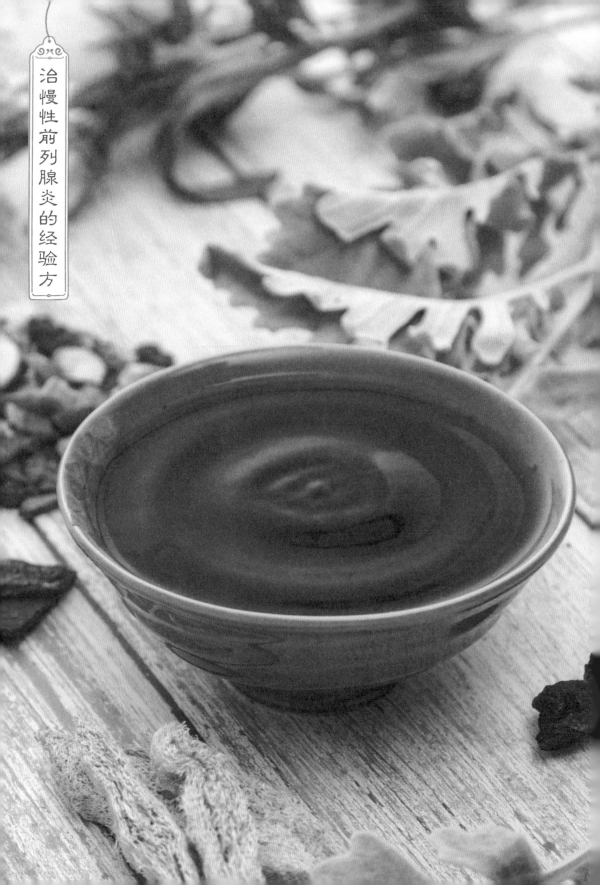

此方大部分药物都是补肾的，配合了少量清利湿热的药物，又佐以少许通络之品。

如果舌苔厚腻，可以考虑先化痰祛湿，然后再用此方调补。对于药物的选择和用量以上内容仅供参考，大家最好请附近的中医根据自身的身体状况进行加减后再用药。

当然慢性前列腺炎除了肾阳、肾气不足之外，还会出现肾阴不足的情况，对于这部分患者可以服用知柏地黄丸等方子进行调理。

如果伴有气滞血瘀的问题，我们可以用清代《医林改错》中的少腹逐瘀汤加减治疗，所用的药物可以有小茴香、干姜、延胡索、没药、当归、川芎、肉桂、赤芍、蒲黄、五灵脂等。也可以酌情加入一些桃仁、红花、丹参，用这些药物熬水饮用，至于伴有肝气郁结的患者，除了肾精亏虚的症状外还会见到情志不遂，精神郁闷，小腹、腹股沟、会阴、睾丸胀痛，终日闷闷不乐，周身不适，头痛，口苦，失眠，苔黄，脉弦数等症状。治疗上可以用加味逍遥丸或者柴胡疏肝散等中成药。

补神（心）篇

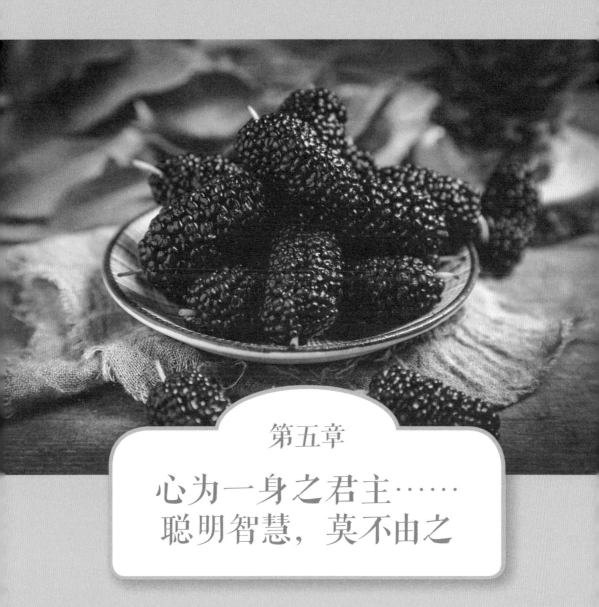

第五章

心为一身之君主……
聪明智慧，莫不由之

如果把人体比作一个国家，心就是一国之君。
如果心虚了，不仅会心慌、心烦、失眠，甚至会
"国破家亡"——出现心力衰竭、休克、死亡等
危重症。所以，一定不要过度损耗自己的心神。

1 您知道全中国每天因为心源性猝死去世的人有多少吗？

相关统计数据显示，中国每天平均有 1506 人因为心源性猝死去世。所以我很感慨，生命非常宝贵，有时候瞬间就会失去。老百姓讲"人活一口气"，这口气不在了，人瞬间就没了。

中医认为心主血脉，主藏神，为**"君主之官""生之本""五脏六腑之大主"**。

《素问·灵兰秘典论》中写道："心者，君主之官。神明出焉。"

张景岳注："心为一身之君主……脏腑百骸，惟所是命，聪明智慧，莫不由之。"

王冰又说："任治于物，故为君主之官。"

《易经》中也写道："以离为火，居太阳之位，人君之象，人之运动，情性之作，莫不由心，故为主守之官，神明所出也。"

《淮南子》云："夫心者，五脏之主也，所以制使四肢，流行血气。"

人的思维、意识、情绪、活动都要有心的参与，脏腑、经脉、四肢百骸、五官九窍等所需的营养物质也要依靠心血来提供，这说明心在人体中具有十分重要的地位，故云"君主之官"。

心经一旦受损，心的这些功能都会受到影响，所以《素问·灵兰秘典论》中讲道：

故主明则下安，以此养生则寿，殁世不殆，以为天下则大昌。主不明则十二官危，使道闭塞而不通，形乃大伤，以此养生则殃，以为天下者，其宗大危，戒之戒之。

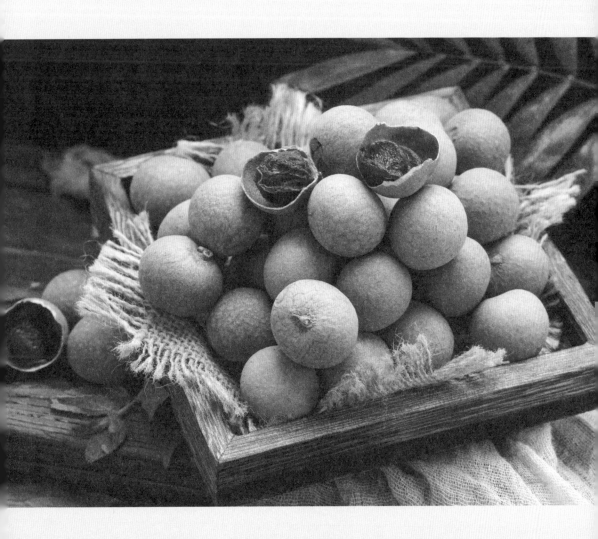

2 "心虚"有很多种，您是哪一种？

在中医理论中，我们的每一个脏器都有可能在气、血、阴、阳等方面出现问题，心脏也不例外，会出现心气虚、心血虚、心阴虚、心阳虚的情况。

● 心脏有问题，心气虚是罪魁祸首

心气虚会导致心血虚、心阴虚、心阳虚等一系列问题，心气虚是心脏问题的一个根本性原因。所以我们先来了解一下心气虚。

心气虚的朋友，常会出现心悸、怔忡的表现——总感觉心里发慌，如果在很安静的屋里，突然有人拍一下桌子，别人都没事，心气虚的人就会感觉心慌。

为什么别人没事，心气虚的人就会被吓到呢？这是因为此人心气不足、心神不宁导致神志方面出现问题了。

心气虚弱之人，稍有劳累，就会感觉呼吸困难、憋闷（实际是呼吸吃力），动辄气喘，心跳加速。

心气虚的人，舌头的颜色是淡白的，舌苔很薄，湿气重时也会厚腻。心气虚的舌头舌边会有齿痕，有的人舌尖部会有凹陷。

•血虚之人，心脏往往也会出现各种问题

因为心主血脉，血虚之人，心脏往往也会出现各种问题。很多人的心脉瘀阻就是血虚引起的，治疗的时候只活血化瘀是不起作用的，因为心血虚时心脏是无法鼓动血液运行的。

另外，心血亏虚之人，所有与神志相关的功能都会下降，比如，各种思考能力、记忆力等都会下降，同时因为血不养心，还会出现失眠等问题。

•心的功能失调还包括心阴虚

心的功能失调还包括心阴虚，而心阴虚的人往往不单单表现为心阴虚，他的五脏六腑都会出现阴虚的表现，阴虚则生内热，虚热又会把体内的津液慢慢耗干，中医上称为"灼津为痰"。痰热上犯于心，会继续耗损心阴，这样心脉就容易被堵塞，造成血行不畅，引发更严重的心脏问题。

具体会出现哪些症状呢？首先会引起失眠，这种失眠多表现为虚烦不寐，容易在床上翻来覆去睡不着觉，越睡不着越烦，越烦越睡不着，我们通常把这种症状概括为四个字——心烦失眠。与此同时您还会有心悸的感觉，总是感觉心脏在乱跳，甚至有时候还会偷停一下。

除此之外，还会健忘，因为心阴不足导致心神无法集中，所以人就会变得健忘。即便这个人平时记忆力很好，心阴虚后也会出现很多事情都记不住，平时能够想出来的问题，现在怎么也想不明白的情况。

我就曾有过这样的感受，很多病证只有体会过以后您才会知道。这种心阴不足导致的神志问题是这样的，可能平时您说一段话会很流利，但当心阴不足的时候，您发现自己讲话的时候会结结巴巴的，思维会中断。您明明对自己讲的东西很熟，可是不知道为什么现在就不行了，特别健忘。

•心阳虚会有致命的危险

我讲了心的气、血、阴，最后讲心阳，因为心阳是最重要的。心在五行属"火"，它的秉性就像火一样。如果阳虚了，它的火就弱了。心为君主之官，是一身的君主，它的火一弱身体就会出问题。所以心脏最怕阳虚，心阳虚往往会出现致命的危险。

我曾经讲过，清朝著名的中医大师王孟英在当学徒的时候，他治疗的第一个患者是他的老板周光远。当时周光远突然心脏病发作倒在地上，大家都吓傻了，不知道该怎么办。结果王孟英就用随身携带的一块干姜，把周光远的情况缓解了。

他当时判断周光远的病证应该是心阳亏虚引起的，所以他赶快将身上带着的干姜捣碎，熬成水给周光远灌下去。后来周光远一辈子几乎都跟着王孟英。但他去世的时候，王孟英没在他身边，我想

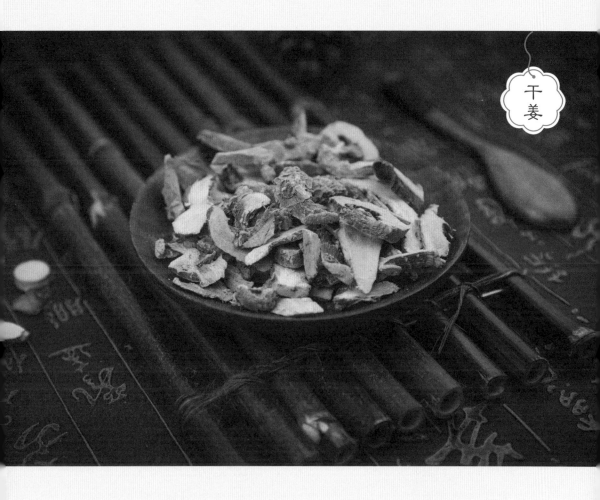

他当时应该也是因为心阳不足离世的。由此可以看出，心阳不足会很危险。

阳虚之人身体很多地方都容易出现问题，引发各种疾病，但五脏之中心阳不足特别可怕。

我们发现，秋冬时节由于心脏问题去世的人非常多。因为一旦天气转凉，心阳不足之人就容易受到寒邪的侵袭，引发心脏问题。

有人可能对温度下降不是很敏感，但是您的身体会感受到。心阳虚多由心气虚发展而来，但也可以由其他脏腑病证损伤心阳而成。如果心阳虚损再加上外寒入侵，心脏就更容易出问题了。

由此，您就知道为什么每年冬季都是老人心脑血管疾病的发病高峰期了。

（1）心电图结果正常并不代表您的心脏没事

心脏导致的问题如此严重，但在早期很多心脏问题却难以被发现。一位朋友跟我说，他遇到了一个紧急情况，工作的时候突然左侧胸口疼痛，并且疼痛会向左侧肩膀、胳膊放射，甚至左侧的牙齿也会疼。当时他上网一搜，网上的说法让他心惊，于是他赶快去医院看病。可是到了医院，心电图检查结果显示他的心脏没什么大问题，他问我这是怎么回事。

其实，他的这种疼痛具有心脏问题典型的疼痛特征。那为什么去医院检查又没什么问题呢？这是因为有的时候您在做心电图时心脏正好出现了病理性的心电变化，所以心电图能够捕捉到发病时的心电改变；有的时候您做心电图时，心脏的跳动已经恢复正常了，这样就无法检测出心脏跳动的真实情况。心电图结果正常并不代表您的心脏没事。

讲了这么多，那心阳虚究竟会有哪些表现呢？当我们的父母出现什么症状，做子女的要特别警惕呢？

（2）心阳虚会出现阳虚的所有症状

心阳虚会出现阳虚的所有症状。比如，怕冷恶寒，面色苍白或发黑，肢体清冷，小便清长，白天嗜睡，夜尿多，性欲、性功能减退，舌淡，脉迟弱。

心主血脉，推动血液在体内运行，而且心在五行属"火"，所以血液是温热的。如果心阳不足，手脚容易冰凉，因为血液过不去就会出现虚寒的症状，会感觉只有到温暖的地方才会舒服，一到冷的地方就不舒服，甚至有的人一到冷的地方或者喝杯凉水、冰水立刻就会感觉心脏部位疼痛；别人冬天穿得稍微少点儿没事，心阳不足的人必须多穿，否则就会感觉特别冷。

心阳不足的人因为推动血脉的力量不足，所以天一冷，就容易出现指端冰冷，甚至手指尖发青的情况。这样的人舌质容易发青紫，因为血脉不畅，有瘀血形成；脸色也容易青紫，稍微一到冷的地方，嘴唇颜色就变得发紫了。

在出现所有阳虚症状的同时，还会出现与心胸部位相关的症状，比如，心神不宁、心悸、怔忡、气短胸闷等。因为心阳虚衰，无力推动、温运气血，就会心动失常，轻则心悸，重则怔忡。老人一般会将这种心悸、怔忡的症状描述为心脏"乱跳"。并且心悸的时候会出汗，出的汗不是热的，而是浑身冒冷汗。而心阳虚弱导致宗气不足，阳气不旺，寒气滞留胸中，就会出现胸闷、气短的症状。

心脏问题较为严重的患者还会有心胸部位压榨性疼痛并伴有濒死感，面唇青紫，舌质淡白或紫暗，舌体胖嫩的表现。因为阳气不足，寒邪凝滞，就容易导致心脉痹阻，引起心胸疼痛；阳虚温运乏力，面部血脉失充，寒凝而血行不畅，就会表现为面色㿠白；心肺之间寒凝血瘀，则面唇青紫，舌质紫暗，脉弱或结或代；阳虚水湿不化，故舌淡胖嫩，苔白滑。

　　特别严重的心脏问题会表现为面部、口唇颜色紫暗，苔白滑，脉弱或结或代，甚至出现充血性心力衰竭、休克、死亡等。

　　心主神明，所以心阳不足的人，跟心神相关的功能都会下降，因为如果没有阳气的鼓动，人就会精神萎靡不振，反应迟钝，意识低迷。有的人甚至感觉一到冬天就昏昏欲睡，没有力气，总是很困倦，没有心力去想问题，什么事情听多了就会说："别问我，我没精力想，别问我这事了。"

3 您为什么会如此"心虚"？

中医认为，我们的心脏之所以会出问题，是因为心脏的营养不足，用中医的术语来说就是气、血、阴、阳亏虚。气虚了，无力推动心脏的跳动；阴血亏了，心脏只能空转；气阴两虚出现的问题就更多了。

而心阳虚的时候，心的气、血、阴都不会足，所以导致心阳虚的因素，也会不同程度地引起心气虚、心血虚、心阴虚。

下面我们就来看看引起心脏虚损都有哪些具体原因。

• 外邪会让您心虚

外邪是可以导致心的虚损的，比如，外感后我们的身体为了抵抗外邪，会消耗气血，引起心的气血损伤。

外邪也有可能直接攻入心经，更容易损伤心经气血，这在西医上属于病毒性心肌炎一类的疾病，这就是为什么用于心脏气阴不足的炙甘草汤能治疗心肌炎的原因。

张仲景在《伤寒杂病论》中写道："伤寒，脉结代，心动悸，炙甘草汤主之。"

其中的"伤寒"两个字，就意味着外感会引发心脏问题。

外邪中，以寒邪对心脏的伤害最大。因为寒邪伤阳最严重，但是现在很多人却根本不当一回事，如天气凉了，有的人却还每天早晨天没亮就出去锻炼；还有些北方人，家里是自己取暖，为了省钱，就把暖气的温度降到最低。

这些行为最终都可能导致心经受寒，因为血液是循环的，任何造成阳气受损的行为都可能引起心阳不足。而对于素体阳虚的人，原本体内的寒湿就重，再加上外界的寒邪刺激，体内的寒湿就容易凝结成寒痰，阻滞心脉，导致心阳不通。

• 寒凉饮食、过度劳倦会让您心虚

寒凉饮食会伤及阳气，这在老人中表现得更为明显，有的老人吃一次冰镇西瓜就会导致身体不适，最终引发严重的心脏疾病。

过度的消耗也会导致阳气的耗伤。比如，连夜打麻将、打游戏、玩牌，夜夜笙歌，不睡觉，这些行为都会导致心阳虚衰、心血暗耗。

• 服寒凉的保健品会让您心虚

现在很多人都在服用保健品，但服用者往往并不清楚保健品的寒热属性，有些保健品中含有药性过于寒凉的成分，不适合阳虚体

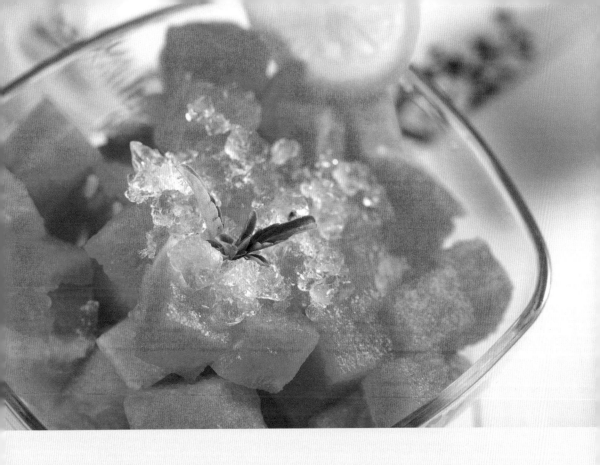

质的人服用；有些保健品中含有药性过于辛热的成分，不适合阴虚体质的人服用。可是很多人却认为保健品是增强体质的东西，吃了一定不会有坏处，就坚持长年服用，结果寒热属性上吃反了，造成身体的各种虚损，这样的例子是非常多的。

•汗出过多会让您心虚

中医认为，汗是人体的五液之一，人体内的津液从腠理而出，就叫出汗。

《素问·评热病论》说："汗者精气也。"

中医还有这样的说法，叫"汗为心之液""血汗同源"等。

心主血脉，汗与血同源，由阳加于阴，气化而成，故称"汗为心之液"。

《灵枢·营卫生会篇》中云："夺血者无汗，夺汗者无血。"

《伤寒论》中提到过疮家、衄家、亡血家禁汗，对于**心血虚或失血过多的人来讲，发汗是临床上的大忌**。

另外，汗要通过气化作用才能形成，腠理开泄，汗出过多，人体之气亦会随汗而外泄。

《素问·举痛论》说："炅则腠理开，荣卫通，汗大泄，故气泄矣。"

又说："劳则喘息汗出，外内皆越，故气耗矣。"

而反过来，当一个人气虚，尤其是心气不足的时候，天气一旦炎热，就容易大汗淋漓，这是心气不能内守的缘故，此时的大汗会进一步损伤心气。

•思虑过度会让您心虚

思虑伤神是损伤心神最重要的原因。现代人劳心伤神的特别多，我们工作中、生活中要考虑的事情太多了。到了每年年底，心神耗损就会更为严重。冬天本来应该闭藏，应该好好休息，但到了年底很多人白天玩儿命冲业绩，晚上忙于各种应酬，一直在耗伤心神。此时如果出现情绪波动，引起七情内伤，就会导致气血逆乱，最终消耗心脏的气血。

心脏气血不足以后，消耗越来越严重，就会朝着心阳虚的方向发展。

前几天，我为一位女士调理身体，一搭脉，就摸到几个连续的结代脉，我当时告诉她这是心神消耗太多，太劳神导致的，让她以后不要事事都操心。结果和她一起来的人直竖大拇指，说，"真准，她就是这样的人"。

• 衰老会让您心虚

人在逐渐衰老的过程中，机体的所有机能都会下降，气、血、阴、阳会出现不同程度的虚损。所以与年轻人相比，老年人更容易出现心脏问题。这是正常的变化，我们能做的就是尽量延缓它的发生与发展。

4 如何调养才能不"心虚"？

心为君主之官，在人体占有十分重要的位置，而引起心脏虚损的诱因又这么多，所以我们就更要重视对心的早期滋补和调理了。

在调理的过程中一定要注意，心的气、血、阴、阳都有可能出现虚损，但如果调理的过程中不分是哪里虚损，胡乱滋补，用温阳的方法调理心阴虚，用滋阴的方法调理心阳虚，往往会适得其反，引起更严重的心脏问题。

上面我们提到过心气虚是心脏问题的一个根源，我们就先来讲讲气血亏虚的人应该如何调理。

•心气虚、心血虚的朋友要用玉灵膏来调理

心血虚的患者一定要先养血。您可以吃点儿龙眼肉、当归，玉灵膏来滋养心血，其中龙眼肉具有养心血、安心神的作用，当归具有补血和血的功效。

古代医籍《主治秘要》云："当归，其用有三：心经本药一也，和血二也，治诸病夜甚三也。"

王孟英的玉灵膏，是一个很好的养血方子。他在《随息居饮食谱》中说：

玉灵膏一名代参膏。自剥好龙眼，盛竹筒或瓷碗内，每肉一两，入白洋糖一钱，素体多火者，再入西洋参片，如糖之数。碗口幂以丝绵一层，日日于饭锅上蒸之，蒸到百次。凡衰羸、老弱，别无痰火，便滑之病者，每以开水瀹服一匙，大补气血，力胜参芪。产妇临盆服之，尤妙。

那我们自己在家怎么做玉灵膏呢？

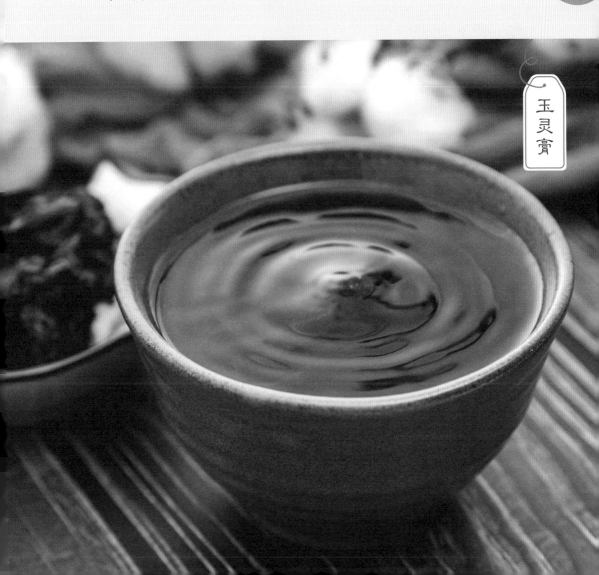

玉灵膏

配方：龙眼肉 300 克，西洋参 30 克（也可按照龙眼肉、西洋参 10:1 的比例按需选择用量）。

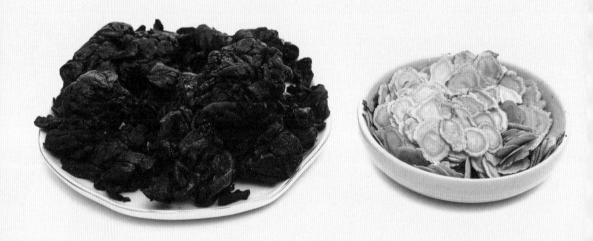

做法：将二者搅拌均匀，放入碗中，上锅隔水蒸，一般需要蒸 4 小时以上。

用法：每天一调羹，开水冲服。

对于经常感到心神不宁的人可以根据症状的轻重不同适量加入**炒酸枣仁、茯苓、桑葚**这三味药。

茯苓可以祛湿安神，但茯苓安神的作用被很多人都忽略了。茯苓中间抱着松树根的部分是茯神，茯神的安神效果更好，对于伴有心阳虚、水气凌心的心血虚患者最为合适。

心经没有湿气困扰，会更清明。然后加上炒酸枣仁，炒酸枣仁是养血的。

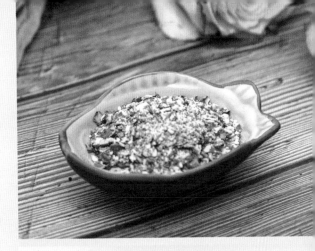

如果肝经血亏的话，这个人就会心烦，睡不着觉。

现代人的血亏，到底是哪儿亏的？实际是肝血亏，而长期吃酸枣仁养血的效果非常好。所以明代医家缪希雍曾说过："补血须用酸枣仁。"

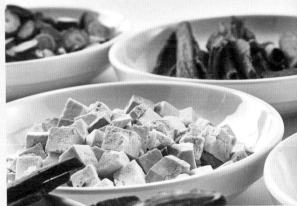

另外，桑葚入心、肝、肾经，具有补血滋阴的作用。

心血虚的人只有把心血补足了心脏才能得到滋养，人才能健康。否则病情会进一步发展，出现心的气血两亏、心阴虚、心阳虚。

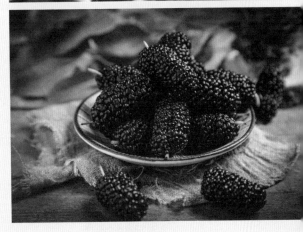

•心阴虚的朋友要如何调理？

心阴虚的人夏天一定要注意养心，因为五脏与季节是有对应关系的，而夏季对应的是心。夏天心火比较旺盛，如果一个人身体内部环境不够稳定，心经就容易出问题。这是为什么呢？

夏季气候炎热，人体容易出汗，汗出本可以帮助人体降温，疏通体表，排出体内的淤积，促进气血运行，但汗出过多则会损伤人体的津液。

（1）用生脉饮、炙甘草汤来调理

对于心阴不足的人来说，一定也伴有心气虚、心血虚的表现，如果夏季汗出适量还好，大汗淋漓则会进一步损伤心的气血。**夏季心血虚的朋友更应及早补血、养血，吃点儿当归、龙眼肉、玉灵膏。**

对于气阴两虚的人，我建议服用**生脉饮**（药店均有售卖），此方滋养心气、气阴双补，尤其适合盛夏时节气阴两虚的人服用。

对于气阴两虚较为严重的人，往往心脏跳动会非常快，这时候会导致心律失常，可能生脉饮已经不起作用了，要用**炙甘草汤**来调理。

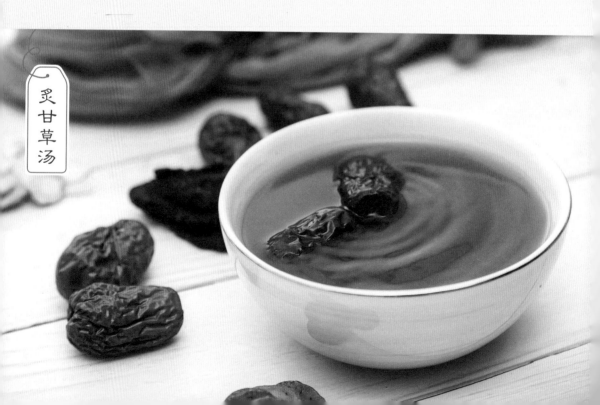

炙甘草汤

炙甘草汤

配方：炙甘草 12 克，生姜 9 克，桂枝（去皮）9 克，人参 6 克，生地黄 20 克，阿胶 6 克，麦门冬（去心）10 克，火麻仁 l0 克，大枣（擘）30 枚。

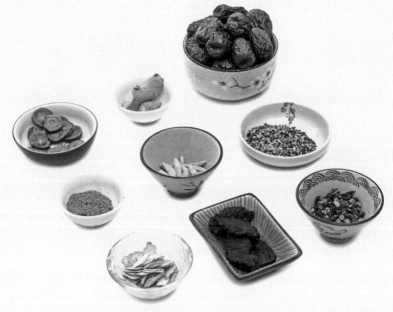

做法：① 将以上除阿胶外的药物冷水浸泡 30~60 分钟，用水量以高出药面为度。

② 将以上除阿胶外的药物连同浸泡药的水一起放入砂锅，小火煮沸后再煎 30~40 分钟，滤出药汤，将阿胶放入热的药汤中融化。

③ 在砂锅中，加入第一次煎药时 1/3~1/2 的水量，小火煮沸后再煎 20~30 分钟，滤出药汤。

④ 将两次煎煮的药汤混合后分为 2 份，放入阿胶，烊化（阿胶打成粉更容易化开），早、晚饭前 1 小时各温服 1 份。

作用：益气滋阴，通阳复脉。

主治病证：气阴两虚，心脉失养证，脉结代，心动悸，虚羸少气，舌光少苔，或舌质干而瘦小者。

其实，偶尔一次的心跳偷停是小事，因为这只是表面现象，心经得不到滋养才是大事。心为君主之官，心经得不到滋养，群龙无首，身体一定会出现各种问题。

心阴虚的时候，我们要先补足气血，让心得到滋养。中医为什么说"治病求本"呢？我们把根本问题解决了，其他问题自然就不存在了。

医圣张仲景是怎么治疗此病的呢？炙甘草汤又有什么奥秘呢？

炙甘草汤中最重要的药是生地，生地是滋阴的，人参是用来补气的，这样气阴双补，对心阴虚的朋友来讲见效更快。

本方重用生地黄滋阴养血，这味药我一般会用到30克，但有的名医会用得更多，如上海的柯雪帆教授，他研究后发现用大量的生地治疗儿童病毒性心肌炎，效果非常好。《名医别录》中关于地黄的功效是这样写的，"补五脏内伤不足，通血脉，益气力"，张仲景在处方中用的就是地黄的这个功效。

方中炙甘草是主药，此方的名字也是据此而起的，炙甘草有通心脉的作用，配伍人参、大枣益心气，补脾气，以资气血生化之源。

方中的阿胶、麦冬、火麻仁滋心阴，养心血，充血脉，共为臣药。

以前大家都认为方中的火麻仁是用来润燥通便的，有的人甚至认为火麻仁可以去掉。后来我偶然看到一份美国人的科研报告，结果发现火麻仁还有修复受损心肌细胞的作用。这下就明白了，为什么这个方子里会用火麻仁，为什么此方可以治疗心肌炎？就是因为它有修复受损心肌细胞的作用。这不得不让我感叹古人的智慧，虽然古代的中医不懂什么是心肌细胞，更不懂什么药理分析，但他们却早就知道火麻仁是可以治疗心脏疾病的。

同时，方中还佐以桂枝、生姜辛行温通，温心阳，通血脉，诸药得姜、桂则补而不腻。

用法中写了清酒煎服，因清酒辛热，可温通血脉，以行药力，是为使药。这里的清酒我们可以用现在的黄酒来代替，我一般每次加入几茶匙，熬好以后，不会有一点儿酒味儿，但是通络的功效却留在药汤中了。

诸药合用，滋而不腻，温而不燥，使气血充足，阴阳调和，则心动悸、脉结代，皆可以平。

（2）用天王补心丸来调理

接下来我再介绍一个药性缓和的养心方——天王补心丸，这个方子原来叫天王补心丹。

一般来说，我会让心阴虚的朋友用一天朱砂安神丸，再服几天天王补心丹。这两个方子的组方思路大致相同，但是天王补心丹滋阴的效果会更强一些。

这个方子是著名医家薛己创立的，薛己是明代的御医，曾任职太医院院长一职。他以宋代名医陈自明的《妇人大全良方》为蓝本写了《校注妇人良方》，书中搜集整理了很多妇科的方子，薛己对这些方子一一进行校注，并加以扩充阐发。

其中，天王补心丹滋阴养血，专门治疗阴虚引起的各种心脏及情绪问题。

补心篇

天王补心丹

人参、茯苓、玄参、丹参、桔梗、远志、当归、
五味子、麦冬、天冬、柏子仁、酸枣仁、生地黄

　　这个方子里的主药是生地，且用量很大。生地补肾阴、肾水，可以上济心火，让心火不至于独亢，把心阴虚导致的虚火降下来。

　　然后再配伍点儿玄参，玄参是凉的，助生地壮水以治火。中医认为心属火，肾属水，水火既济，肾水上承可以让心火不至于太亢；心火下降可以让肾水不至于太寒，这样才能使五行间的生克制

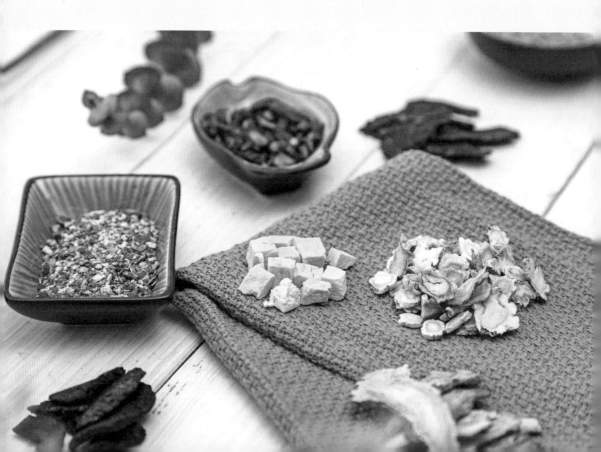

化关系平衡。如果心阴不足、肾水也不足就会导致心火旺盛，而玄参这味药可以把肾水往上引，让肾内的元阴得以补充心阴。

天冬、麦冬是养肺肾之阴的，但对肺阴的滋补作用会更强。肺属金，心火太旺会伤及肺金，所以心虚火旺的朋友往往肺阴也不足，把肺阴补足后，肺气下行，心火也会随之下行。

补肺阴也是控制心虚火旺的重要方法。您看这个方子使位于下焦的肾水上承补充心阴，位于上焦的肺气下行以降心火，考虑得十分周全。

方中的丹参起的是养血通络的作用。中医上有句话是"一味丹参饮，功同四物汤"。

为什么心阴虚要补血呢？因为血属阴，心阴不足心血也会受损。同时丹参还可以活血，心火太旺，耗伤阴液，阴液不足而运行缓慢就容易产生瘀血。

当归也具有补血养血、活血通络的作用，可以增强丹参的功效。

当心血、心阴不足的时候，心气早已受损，所以别人一拍桌子您才会吓一跳，当气补足以后，心中正气足了，这种症状自然会消失。所以方中配伍了人参和茯苓，人参大补元气，茯苓利水渗湿，健脾宁心，而且气能生血，气补足以后血也能变得充足。

柏子仁是养心的；远志可以交通心肾，在心火和肾水不能交通的时候，远志可以让它们循环起来。这两味药同用起到了养心安神的作用。很多安神的方子里，都有这两味药。

五味子药性收敛，具有安神、补五脏的作用。酸枣仁是养血安神的，并且安神的效果非常好。

这个方子里还有一味药——桔梗，此方治疗的是上焦心经的病证，桔梗可以载药上行，把药效带入上焦。药物做好以后，再用一点儿朱砂粉包裹在外，取其重镇安神的作用。整个方子包含了养阴、养血、补气、安神的药物，组方十分严谨。这个方子大家可以到药店去买，特别提醒：孕妇不要轻易服用。

曾有心血不足的朋友问我，为什么他敲胆经后晚上睡不着觉。因为心主血脉，心血不足的人肝血也不足，您再一敲，经络通畅以后，血液循环起来，力有不逮，血不养心，心神无处可居，人就会感觉虚烦不寐。

这时候该怎么办呢？您可以弄点儿五味子、山萸肉熬水，冲服炒酸枣仁粉，收敛心神，安神助眠。

把血和阴补足了，经络里有气血运行了，您再敲就没事了。

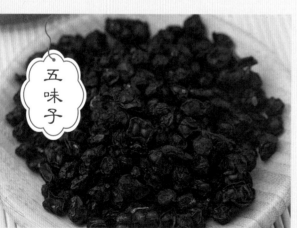

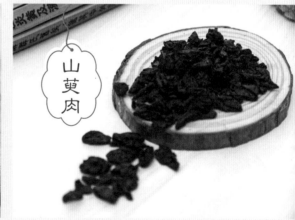

•心阳虚的朋友要如何调理？

那心阳虚又该如何调理呢？中医对于心阳不足引起的疾病，有很多治疗方法。首先要注意的是在日常生活中的调理。

（1）注意起居

我们要注意调节室温。每当寒流来袭，要提高室内温度，不要让自己被寒邪伤到。出门之前要及时查看天气状况，穿戴好合适的衣物。

（2）运动的时间、地点要合理

如果您有运动的习惯，一定要看看运动的时间、地点是否合理，比如，寒湿较重的时候，您要等阳光充足了再出去运动；雾霾严重的时候，您可以选择在室内打开空气净化器再运动。

（3）多吃温阳的食物，如当归生姜羊肉汤等

心阳虚的朋友日常生活中要多吃点儿温阳的食物。

《黄帝内经》里有这样一句话："五谷为养，五果为助，五畜为益，五菜为充。"

大家一直认为这是营养学的内容，其实是我们没有真正明白其中的道理。

陶弘景在《辅行诀》里面讲道："毒药攻邪，五菜为充，五果为助，五谷为养，五畜为益，尔乃大汤之设。"

什么意思呢？

原来，在最早的中医方剂书——《伊尹汤液》中，很多正式的方子都被称作"大汤"，方中以药物来治病，这叫"毒药攻邪"；同时用食物来辅助药力，顾护正气。每个方子里都要用到菜、谷、果、肉。如炙甘草汤，我认为它一定是《伊尹汤液》里的方子，因为它有大汤的建制。比如，菜是生姜，谷是清酒（谷物酿造而成），果是大枣，畜是阿胶（驴皮熬制而成）。

讲到这，大家一定会恍然大悟。这就是《黄帝内经》里"五谷为养，五果为助，五畜为益，五菜为充"的含义。

那心阳虚的人该如何在日常的饮食中进行滋补呢？

在寒冷的冬季，心阳虚的人可以吃点儿羊肉火锅，放佐料的时候适当放入生姜、花椒等温阳的调料。

如果您心血虚也比较严重，可以喝一点儿当归生姜羊肉汤。

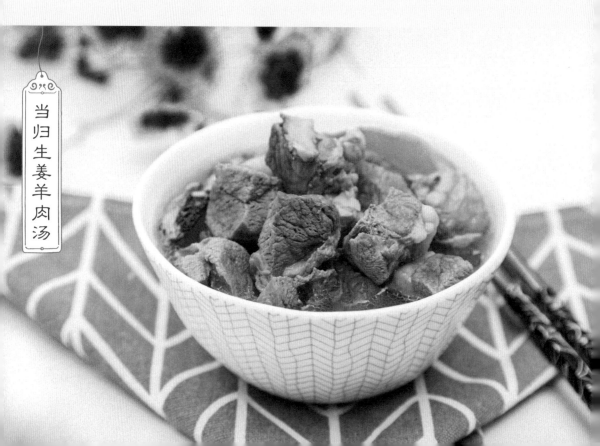

当归生姜羊肉汤

当归生姜羊肉汤

原料：当归10克，生姜7片，羊肉250克。

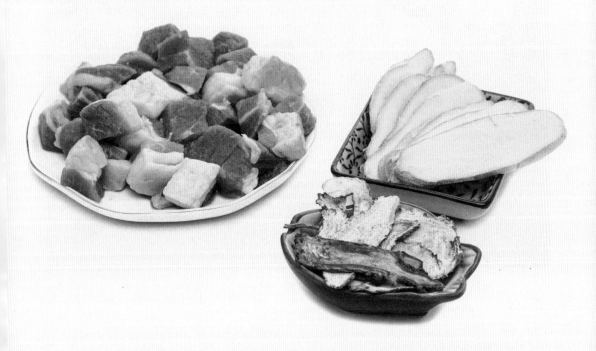

做法：用羊肉、当归、生姜来煲汤，可以加入盐等调料。阴虚的朋友可以再放10克熟地。

为什么天一凉，手脚会冰凉呢？

阳气不足是一个方面，更主要的原因是血虚之人，天气寒冷之后，血脉不流通了，血液输送不到四肢末端，我们的手脚就会发凉。

以前熬这个当归生姜羊肉汤的时候，人们往往不加熟地，这是张仲景的方子。但是我觉得，当归生姜羊肉汤不加熟地是治病的，我们在养生的时候一定要加入10克熟地，因为当归的药性有点儿

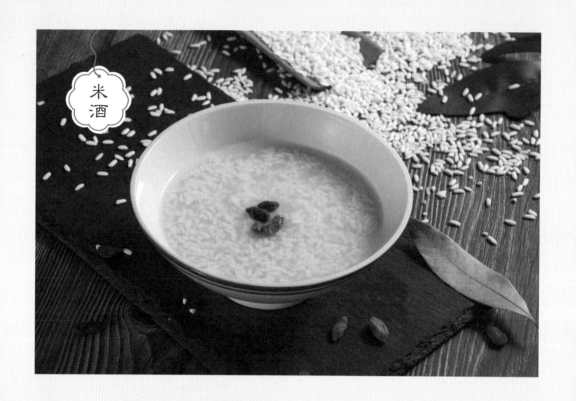

米酒

燥，所以我们要用熟地来平衡一下汤的燥性。平时也可以喝点儿姜糖水或干姜茶。

我们还可以喝点儿黄酒来温通阳气。在各类酒中，白酒太烈，啤酒偏凉，而黄酒、米酒则具有温通阳气的作用。如果每天坚持饮用一点儿黄酒，并在黄酒里放点儿枸杞子和生姜，温阳的效果会更好。

如果用温热的中药泡成药酒，每天喝一点儿是最好的。可以温阳的中药有鹿茸、巴戟天、菟丝子等。

据调查，江苏南通如皋是全国百岁老人较多的地区，这里 60% 的百岁老人每天都会喝一点儿黄酒或米酒。

（4）泡脚

对于心阳不足的人，我推荐给大家一个泡脚的方法。

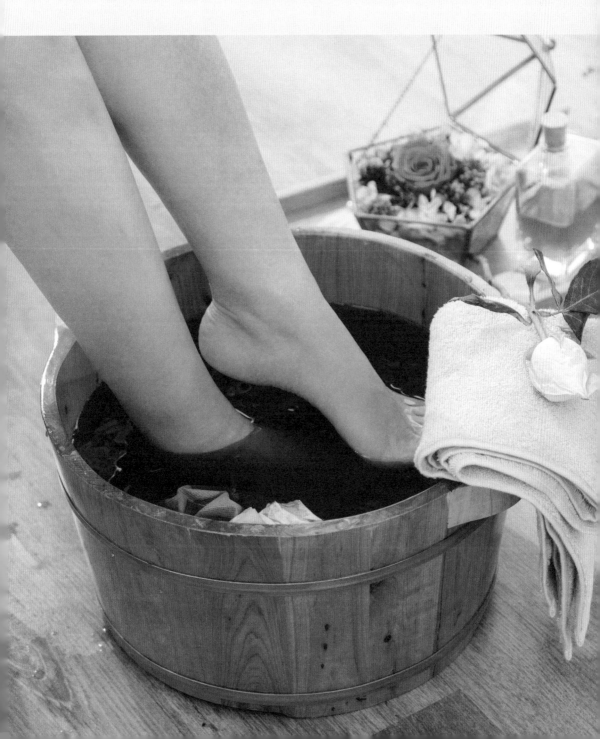

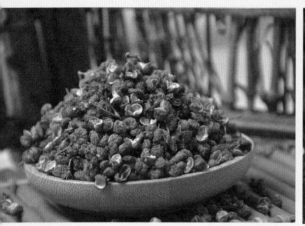
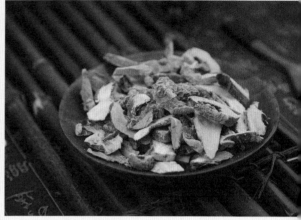

治心阳不足的泡脚方

配方：川椒 3 克，干姜 3 克。

用法：用川椒、干姜熬一大盆水，在水温不烫的时候泡脚，一般泡 15 分钟即可。如果放点儿艾绒进去，效果会更好。

（5）艾灸

艾灸也是非常好的温阳方式，阳虚的人经常在家里做做艾灸，可以让阳气变得旺盛起来。

（6）服用药物

张仲景在《金匮要略》中提到，治疗心阳亏虚导致的心脏痹痛可以用瓜蒌薤白白酒汤。

需要注意的是，这些方法只适合心阳虚的人，心阴虚的人一定不能用这些方法，因为阴虚的人容易有内热，这时候再给他们温阳无异于火上浇油。

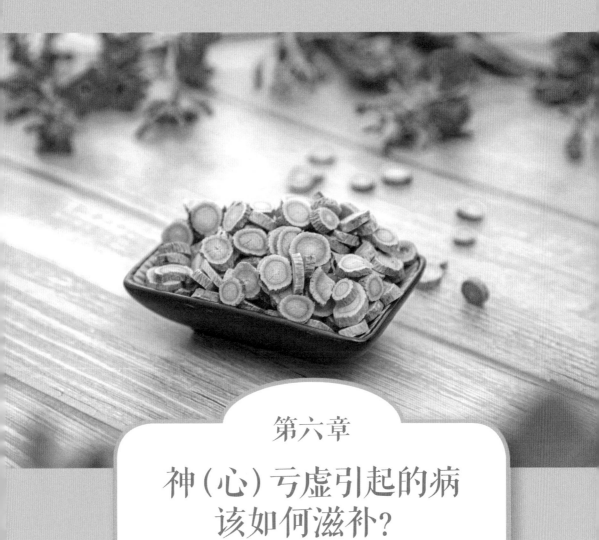

第六章

神（心）亏虚引起的病该如何滋补？

整日劳神费心，经常感到心烦、失眠、疲乏无力，用天王补心丸、玉灵膏、十全大补丸、归脾丸等药物补足虚损，心不虚了，人自然就安宁了。

1 心烦、心悸、失眠怎么办？

•心烦、心悸、失眠、舌质红是典型的心阴虚症状

学习中医的人分为很多类型，有的人通过读书就能够掌握知识，这是令人羡慕的；有的人是因为自己得过很多病，有过深刻的体会后再读书，才有所收获，我就属于后者。

当年我在学校学习中医的时候还算用功，结果由于劳心过度，心脏出问题了。有段时间心烦的症状特别严重，晚上经常失眠，躺在床上惶恐不安，感觉自己的心脏在乱跳，担心自己随时有可能死掉，后来去医院检查后，医生说是心悸，并伴有明显的"偷停"（早搏）现象。

那时候刚开始学习中医，还不了解中医是怎么治病的，于是我逼着自己翻看中医教材，才知道这是因为心阴虚导致的。

那到底什么是心阴虚呢？

想明白这个问题，我们就要先弄清楚什么是"阴"。我在前面提到过，所谓"阴"就是我们体内主静、主润的物质基础，比如，各种体液都属"阴"，其中包括精、血、津液等。

心阴虚是指一个人体内的阴液不足，无法滋润、濡养身体，导致心失所养，从而出现虚热的表现。心脏就好比汽车的发动机，而心阴就像是发动机里的润滑油或降温水箱里的水，如果阴虚了就会导致发动机越来越热。

反映到心经的就是一股虚火，导致人体虚热内扰，出现心烦、心悸、失眠三个心阴不足的典型表现。同时也会伴有其他阴虚的表现，比如，手脚心热、口燥咽干、盗汗、脱发、耳鸣、骨蒸潮热、大便干燥、小便黄赤、舌质红、舌苔薄或无苔、脉搏跳动快等。

我这里要特别强调的是舌质红这一表现，如果其他症状都不明显的话，这个症状是最能直观反映病情的。

那为何我们会出现心阴虚呢？

其实，心阴虚只是全身阴虚的一个局部表现，只是在心经的反映更为突出，所以一切有可能导致阴虚的原因，都有可能引起心阴虚。具体原因有以下这些：

心阴虚的具体原因

❶ 思虑过多，劳神太过，暗耗心阴。
❷ 因外感温热火邪，灼伤心阴。
❸ 情志不畅，肝气不舒，肝火引动心火，耗伤心阴。
❹ 肾阴不足，肾经之水不能上济心阴，导致心阴耗伤，内生虚热。
❺ 全身的阴虚状态累及心经，导致心阴不足。

补心篇

•心烦、心悸、失眠，服用天王补心丸

心阴不足的情况该怎么调理呢？

我们可以用滋阴养血、补心安神的思路来调理，具体方子可以借鉴古方——天王补心丹。

天王补心丹是个常用的中成药，由生地、党参、玄参、天冬、麦冬、丹参、当归、茯苓、石菖蒲、远志、五味子、酸枣仁、柏子仁、朱砂及桔梗等中药组成。

该方具有补心安神、滋阴清热的功效，适用于心肾不足、阴亏血少所致的虚烦心悸，睡眠不安，精神衰疲，梦遗健忘，不耐思虑，大便干燥或口舌生疮等证。但**孕妇禁服**。

该方重用生地，滋肾水以补心阴，因为水盛则能制火。

玄参、天冬、麦冬有甘寒滋润以清虚火之效；丹参、当归可以补血、活血。

以上诸药皆为滋阴、补血而设。

方中党参、茯苓可以益气宁心；酸枣仁、五味子味酸，可以收敛心气而安心神；柏子仁、远志、朱砂可以安神；桔便可以载药上行。

方中最有争议的一味药是朱砂，朱砂有一定的毒性，但在心神惶恐严重的时候，不用这味药确实难以安神。所以这味药的使用应该中病即止，不可多服、久服。

我也曾用过这个方子的中成药——天王补心丸，当时我晚上躺在床上总是感觉惶惶不可终日，有种害怕自己随时有可能死去的恐惧感。我当时是刚刚学中医，反复对照课本分析自己的身体状

况后，决定服用此药来调理。没想到用了两三丸以后，问题就解决了，我不再惶恐了，但症状缓解以后我就没有再吃这个药了。

我们平时如果想服用此药调理心阴虚的问题，可以只用这个方子的思路，不用朱砂这味药。只有心悸、惊恐严重的时候才可以用天王补心丸。

•心血不足之人，可服用蒸阿胶

对于需要长期养护心脏的人则要从气、血、阴、阳四个方面来考虑。很多人感觉心神不宁，但刚开始可能是因为心气虚或心血亏导致的，补足心气、心血，就能慢慢安定心神。

恐病症多发于老年人，这个病多由正气不足或心血亏虚引起。

心血不足会导致烦躁不安，无法入睡，稍有劳作或耗费心神

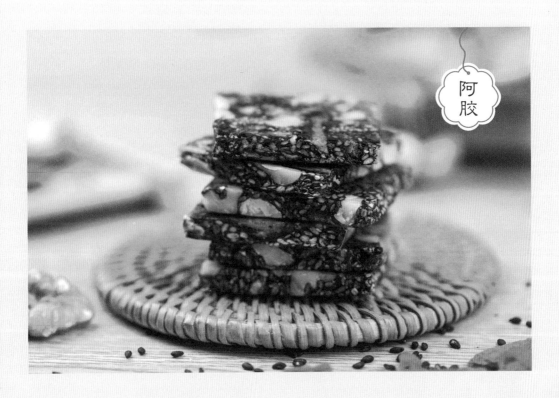

阿胶

就会心悸，同时还伴有面色不华、舌色白、怕冷、恐惧、失眠等症状。

养心血可以服用阿胶。阿胶入肺、肝、肾经，具有补血滋阴、润燥、止血的作用。心主血脉，阿胶不仅可以补肺阴，还可以滋养心肝之血。

那阿胶应该如何使用呢？首先新阿胶要打开包装放置几天，为的是祛除火气。然后将阿胶捣碎，加入半瓶绍兴黄酒上锅蒸，待阿胶完全融化成无块状后，放凉用保鲜膜覆盖放入冰箱冷藏。冷藏后的阿胶会变成果冻状，每日取一调羹，用开水冲服即可。

中医认为"发为血之余"，因此，服用黄酒蒸阿胶对头发也有好处。

在选择阿胶的时候，大家可以选择中等价位的阿胶品牌，但一定要去正规药店购买。

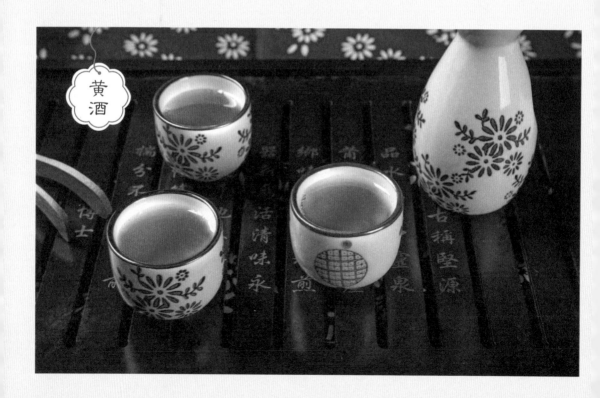

黄酒

2 工作劳累，疲乏无力，
  十全大补丸帮您补足气血

• 现在，正气不足的人在职场非常多

闲暇时间，您可以伸出舌头，看看自己的舌边是否有齿痕，舌边的颜色是否偏白，如果是齿痕舌，并且舌色淡白，就一定要认真读读下面的内容。

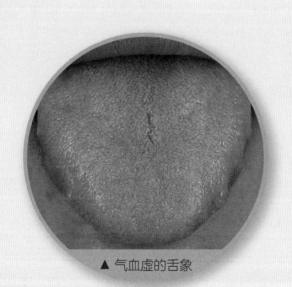

▲ 气血虚的舌象

由于我经常到各地做健康知识的普及，所以有很多朋友会借这个机会向我询问有关健康的问题。这也使得我有机会看到更多的"健康样本"。

　　说实话，我觉得我们的健康状况是不容乐观的。有的时候我到一个单位讲课，会被大家围住，每个人都有一大堆身体问题要向我咨询。

　　这些身体问题归结起来，除了压力大导致的失调之外，还有两种原因，一种是营养过剩，吃得太好，痰湿蓄积在体内导致的。这种人是绝对不能补的，一般需要清淡饮食，最适合的饮食是萝卜、白菜、青菜等，每天可以去跑步锻炼一下，让自己放松情绪。

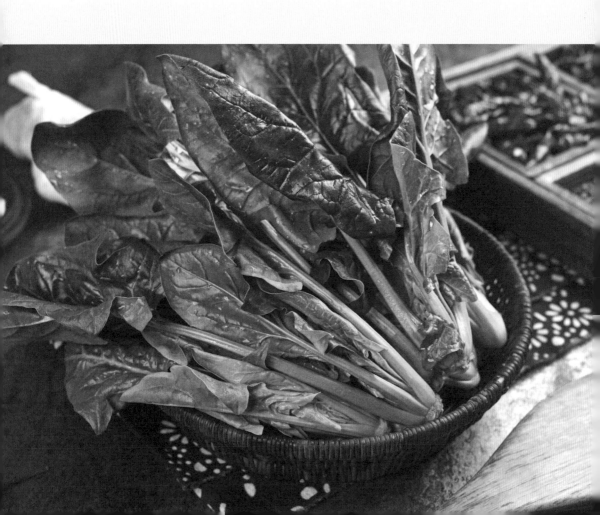

还有一种原因是正气不足，这样的人一看就是精力明显不足。他们经常感觉疲惫不堪，并且面色无华，语声无力，甭说跑步了，就连走步都会感觉无力，舌边的齿痕很重，舌质颜色淡白。

现在这种正气不足的人在职场中非常多，但很多人仍然承担着繁重的工作任务，每天疲于奔命地工作，这是非常不好的，这样做对身体的危害太大了。

但我们现在却以妄为常，把这种不正常当作正常的事情来做。说句严重的话，这是在"戕害生命"。可这样的人却比比皆是，简直令人痛心。

补心篇

• 正气不足，请用"十全大补汤"来滋补

正气不足，我们就应该及时休息，但是对于症状严重的人来讲，仅仅休息是不够的，还需要滋补。有一个经典的方子是"十全大补汤"或"十全大补丸"，这个方子非常适合正气不足的人服用。

中医组方是很有趣的，有的时候就像孩子玩乐高玩具一样，是可以组合的。比如，这十全大补汤就是由四君子汤和四物汤两个方子加味而成的。

话说在宋朝，政府组织编写了一本方剂书——《太平惠民和剂局方》，这是一本很神奇的书，里面精华无数，收集了很多疗效特别好的方子，直到今天有很多方子我们还在沿用，比如，藿香正气散、四君子汤、四物汤、逍遥散等。这些方子都是中医方剂里经典得不能再经典的方子了。

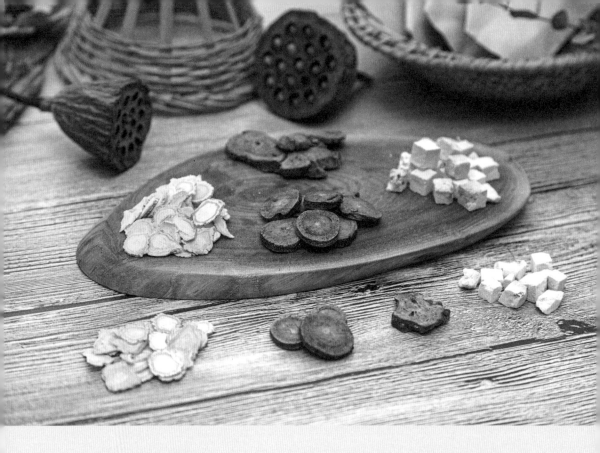

•四君子汤

　　首先，我们来讲一下四君子汤，这个方子具有补气的作用。由于方子组成经典，所以后世很多补气的方子都是在这个方子的基础上进行加减后形成的，四君子汤也因此被称为补气的"祖方"。

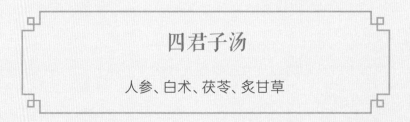

四君子汤

人参、白术、茯苓、炙甘草

这个方子治疗的病证主要是由脾胃气虚、运化乏力所致的各类疾病，比如，面色萎黄、语声低微、气短乏力、食少便溏、舌淡苔白、脉虚数。

脾胃为后天之本，气血生化之源，脾胃气虚，受纳与健运乏力，则饮食减少。

湿浊内生，脾胃运化不利，故大便溏薄。

脾主肌肉，脾胃气虚，四肢肌肉无所禀受，就会四肢乏力。

气血生化不足，不能上荣于面，故见面色萎黄。

脾土为肺金之母，脾胃一虚，肺气先绝，故见气短、语声低微。

舌淡苔白、舌边有齿痕、脉虚弱均为气虚之象，故治疗上应以益气健脾为主。

四君子汤里以人参为君药，甘温益气，健脾养胃。

臣药是白术，健脾燥湿，加强益气助运之力。

佐以甘淡的茯苓，健脾渗湿，苓术相配，则健脾祛湿之功益著。

使药是炙甘草，益气和中，调和诸药。

四药配伍，共奏益气健脾之功。

那这个方子为何叫四君子汤呢？

古代医家曾讨论过人体在出现病变的时候，究竟是该扶正，还是该祛邪。主张先扶正的一派认为，扶助正气后，人体正气充足，邪气自然就没有地方停留了。就好比屋子里都是君子，小人自然就会觉得无地自容，自己溜走。而此方中的四味药就如同四位君子，药力平和，专门帮人体扶助正气，所以此方被称为四君子汤。

• 四物汤

　　四物汤同样也被收录在《太平惠民和剂局方》里，而且这个方子的来历大极了。

　　四物汤是补血的基础方，这个方子最早见于晚唐的《仙授理伤续断秘方》，被用于治疗外伤瘀血作痛。之后在宋代《卫生家宝产科备要·产后方》、明代《医方考·调经用四物汤》、清初《济阴纲目·调经门》等医学书籍中均有记载和评说。四物汤被后世医家称为"妇科第一方""血证立法""妇女之圣药"等。

四物汤

熟地、当归、白芍、川芎

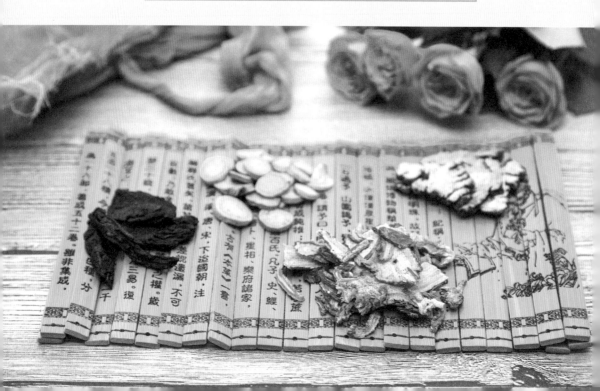

本方以甘温味厚的熟地为君，用于补肾、滋阴、养血；配伍当归补血养肝，和血调经；白芍养血和营以增强补血之力；川芎活血行气，调畅气血。

综合全方，补血而不滞血，和血而不伤血，因此，血虚者可用之以补血，血瘀者可用之以活血，是既能补血养血，又能活血调经的一个方子。

这个方子被后世称为补血的"祖方"，因为后世很多养血的方子，都是在这个方子的基础上加味而成的。

• 八珍汤

很多时候人们会出现气血两虚的情况，因为气血是互生的，一荣俱荣，一损俱损，那此时该怎么办呢？

此时就可以把这两个方子加起来使用，"八珍汤"就是这么来的。

这个方子用于气血双补的，由四君子汤和四物汤结合而成，所以一共有八味药。在患者需要滋补气血的时候，中医医生经常会开出此方。

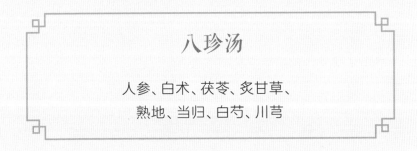

八珍汤

人参、白术、茯苓、炙甘草、
熟地、当归、白芍、川芎

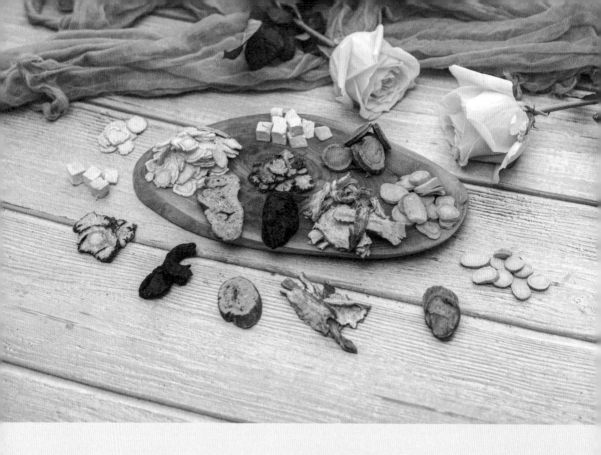

　　中医认为，气和血是人赖以生存的物质基础，如果一个人先天虚弱，或因后天劳累过度、病后调养不当、失血过多等原因导致气血两虚，就有可能引发各类疾病，出现面色苍白或萎黄，头晕眼花，食欲差，精神不振，多汗且活动后加重，甚至心慌气短等症状。此时患者的舌两侧会出现明显的齿痕，舌苔薄白，舌质颜色淡白。而八珍汤温补气血，能从根本上改善上述症状。

　　如果在八珍汤的基础上再进行加味，加上黄芪和肉桂两味药，就成了现在的十全大补汤，这个方子现在的中成药名称是十全大补丸。

十全大补汤

人参、白术、茯苓、炙甘草、熟地、
当归、白芍、川芎、黄芪、肉桂

现在很多白领疲于奔命，身体的气血状态都非常不好。我是一个非常反对滥用补药的人，但现在我却经常推荐这个十全大补丸。很多朋友在服用了我推荐的十全大补丸之后，都告诉我精力比以前充沛多了，身体的状态也好多了。

那什么情况下不能服用此方呢？阴虚有热或实热证的朋友是不可以单独服用此方的。

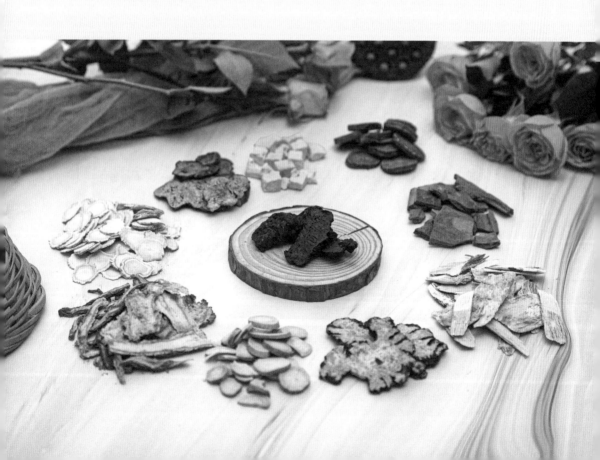

那阴虚的人都有哪些症状呢？舌质红，舌苔薄或无苔，脉搏跳动非常快，这是阴虚体质的人的典型舌脉特征，出现这种情况的人不能服用此方。

或者有实热，比如，外来热邪炽盛，舌苔黄厚，舌质红，有这种实热表现的人也不能服用此方。

同时，滋补也必须掌握尺度，不可一味蛮补，一直服用这个方子的做法也是不可取的，需要定时请医生帮助分析一下当时的身体状况看是否适合继续服用此方。

此外，孕妇需要在医生的指导下才能使用此方，切不可自行用药。

现在我们可以在各个药店买到这个方子的中成药，一般这种药服用的时候直接用温水冲服即可。但在宋代，此药是要把所有药物研成粉末，用"水一盏，生姜三片，枣子二个，同煎至七分，不拘时候温服"的。

如果您觉得自己比较怕冷，阳气不足，也可以用三片生姜和几个大枣熬水，用这个水送服十全大补丸，效果会更好。

这个方子也可以做食疗的配料。比如，在炖鸡的时候，我们可以把药丸放进去，药丸的量您可以放成人一天的服用量。用这个方子煲汤，药物会与鸡肉相融合，药效和营养成分都会融入到汤里，您喝汤就可以了。

这个食疗方对手术后患者恢复气血非常有帮助，是传统的中医食疗方法，各位可以参用。

这个中成药在各个药店都有售卖，但大家却不了解此方的用途，这实在令人惋惜。我们的祖先，已经给我们想出了调理的方法，我们

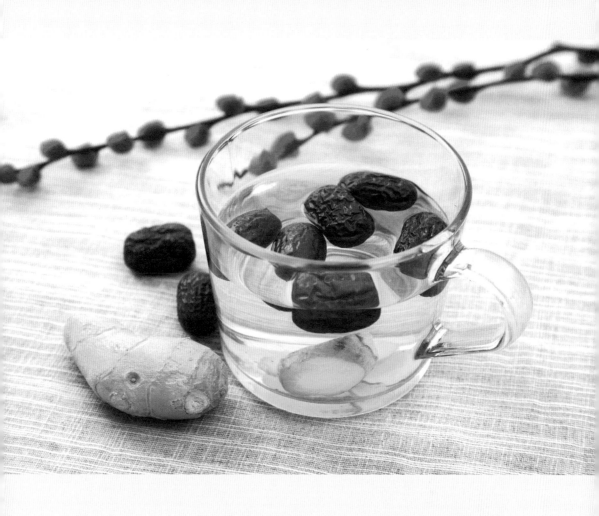

　　为何不用呢？如果我们都能够提早了解一些中医知识，及时调养身体，让自己的气血充沛后精神抖擞地去工作，那该多好啊！

　　这让我不禁感慨宋代的这本《太平惠民和剂局方》里的"惠民"二字用得多好啊！**中医是可以惠民，惠及苍生的。**

3 整日劳神费心，心神不宁，服用归脾丸

• 劳心太过会引起哪些问题呢？

有位企业家，是位女士，一次我们刚好遇到就坐下来聊了聊。当时看到她的时候我大吃一惊，她的脸色特别苍白，感觉神情上有点儿疲惫。我问她怎么了，她说最近一直在吃药，吃的药大部分都是补铁剂，因为最近几个月月经量特别大，有点儿贫血。

我一听心里就明白了，她的这种问题是现在很多女性的通病，所以我马上建议她服用中成药归脾丸。这个方子对现代人的很多病证，都十分对证。

现代人都有一个特点——劳心太过。

劳心太过是思虑太多导致的，现在需要我们耗伤心神的地方太多了，跟古代人没法比。古代人的生活比较简单，住在村子里的人跟外界的交往也不多，太阳出来了就干活，太阳落山了就睡觉，知道的事情基本上也都是村子里的事，外边的事情有时候好几个月后才能传过来，所以人们想的事情也比较少。

现代人可了不得了，生活节奏快，消耗多，很多人都是整日劳心费神，又缺乏运动。以前有了电话，消息流通的速度变快了；现在有了互联网，我们知道的信息更多了——这个朋友今天去哪儿了，那个朋友晚上又吃什么了，刷刷朋友圈就知道了。

有时候半夜两点钟还有人在朋友圈帮人点赞，该休息的时候不休息，过度消耗自己的心神，再加上平时需要操心的事又特别多，家里的事情、工作上的事情，弄得自己一直停不下来。所以，劳心太过是现代人的一个通病，这样身体很容易气血不足。

劳心太过会引起哪些问题呢？

会消耗心血。心血一直被消耗却得不到及时的补充，就会造成心血亏虚。而心藏神，心血亏虚后，心神无处可藏，此时操心的事情多了，就会出现神志不宁的表现，这又会导致晚上睡不着，白天没力气，进一步耗伤心血。

在中医里，心在五行属火，脾在五行属土，根据五行相生的关系我们可以知道火生土，反映到五脏上就是心为脾之母，脾为心之子。所以，心血亏以后脾也会受伤，中医讲的思虑伤脾就是这个道理。

那思虑过多，除了会伤及心脾，还会对人体造成哪些伤害呢？

还会伤肝。因为中医认为心主血，脾统血，肝藏血。血虚后，肝经的血也会不足，这样肝就会出问题。

古人讲得很清楚，凡是血证的治疗一定要从心、肝、脾三脏入手，当然其他脏腑也有可能受到影响，但主要是这三脏最先受损。

同时，大家还要知道气与血的关系。中医认为，气为血之帅，血为气之母。气属阳，血属阴，气和血的关系就像白天和黑夜的关系一样，谁也离不开谁。

气与血是互生的关系，气生血，血生气，天天劳心，耗伤心血，脾气就会不足。大家应该都见过八卦图中的阴阳鱼吧，气和血也是这样抱在一起的。

高明的中医明白这个道理，因此，在为患者补血的时候会判断一下这个人的气是否充足，如果不足，中医就知道单单补血是不够的，因为血之化源不足，怎么补血都是解决不了根本问题的。

其实补气主要指的是补脾气，脾和气的关系密切。如今我们提及"脾气"这个词，最先想到的是"发脾气"——发火。我不知道这个词词义的演化过程是怎样的，但一个人要发火确实是需要脾气充足的。

脾胃为后天之本，气血生化之源，气血主要依靠脾胃从食物中吸收的营养物质来转化，所以想养血，一定要先调理好脾胃。

这也就不难理解思虑太过，劳伤心神后会导致心脾两虚、气血两亏了。

• 劳心太过，导致心脾气血不足，要服用归脾丸

（1）劳心太过，气血不足的人容易出现哪些症状

下面是气血不足的人容易出现的症状，各位朋友可以看看自己

有没有这些表现。

气血不足的症状

---

❶ 气短心悸，稍一运动或劳作，就会感觉心脏在乱跳，上气不接下气。

❷ 失眠多梦，头昏，头晕，尤其是劳累过后症状会加重。

❸ 肢倦乏力，动辄自汗。稍微一劳作就感觉力不从心，尤其是饭后，总是感觉四肢一点儿劲儿都没有，总想躺在沙发上休息。

❹ 食欲不振，进食后，总感觉肚子胀，不消化。

❺ 面色萎黄。这种黄是透着一种枯槁的黄色。

❻ 各种脾虚导致的出血症状。

❼ 舌质淡白，舌边有齿痕，脉细弱。

这个时候应该怎么调理呢？这像一团乱麻，心、肝、脾三脏都有虚损，气和血也都处于亏损状态，那问题的源头在哪里呢？源头在心。所以，古人就想出了一个特别妙的方子——归脾汤（现在的归脾丸）。

古人用此方治疗心悸怔忡、失眠健忘、虚热盗汗、体倦食少、面色萎黄、舌淡、苔薄白、脉细弱的心脾气血两虚证。因此，当我们发现自己劳心太过，消耗心神太多，导致心脾的气血不足时就可以服用此方。

（2）归脾丸具体主治什么？为什么效果如此神奇

①**心脾气血两虚证。** 见心悸怔忡，失眠健忘，虚热盗汗，体倦食少，面色萎黄，舌淡，苔薄白，脉细弱。

②**脾不统血证。** 见便血，皮下紫癜，妇女崩漏，月经超前，量多色淡，或淋漓不止，舌淡，脉细者。

这个方子为什么叫"归脾汤"呢？意思很明确，说明这个方子的设立主要是针对脾的。

归脾丸过去被用作汤剂，名为归脾汤，是宋代著名医家严用和在《济生方》里记载的方子，但那时方中并无当归、远志两味药，到了明代薛己在方中加入了这两味药，也是现在此方的组成。

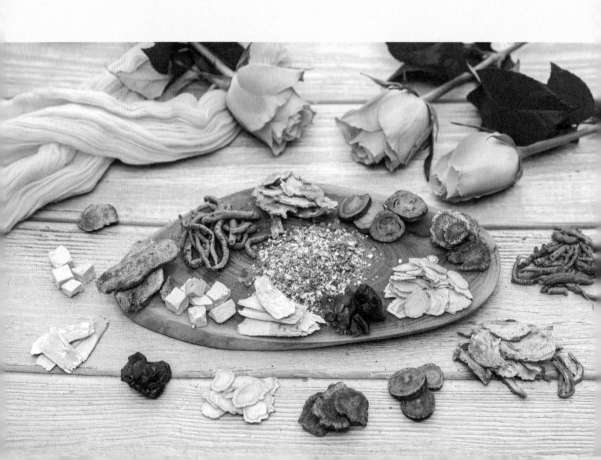

归脾汤

白术、茯苓、黄芪、龙眼肉、炒酸枣仁、
人参、木香、炙甘草、当归、远志

其中人参、白术、茯苓、炙甘草，这四味药是著名的补气祖方四君子汤的药物组成。

古人认为脾属土，位于中焦，如果脾土补足了，安宁了，其他脏腑的问题就更容易调整过来。加入黄芪后，整个方子补脾、补气的作用都会增强。

古人认为人之气血的来源是脾胃，脾为营卫气血生化之源。

《灵枢·决气》曰："中焦受气取汁，变化而赤，是谓血。"

脾胃受伤后，运化功能变弱，血液无法化生，所以就会出现血虚的问题。因此，这个方子里用四君子汤打底，补脾益气以生血，使气旺而血生。

一个补脾气的方子里为什么会加入龙眼肉、当归等养血的药呢？后来薛己还在方中加入了宁心安神的远志，这是为什么呢？

方中养血的药物，其实都是奔着心经去的。思虑过度不仅会使脾气郁结，还会耗伤心血。这就是心脾同治的方法，是高手才能想出的治疗方法。

在前面补气药的基础上，加入龙眼肉、当归这两味药，会有效增强养血的功效。其中龙眼肉能补脾养心，滋养气血。我经常推荐的玉灵膏里就用到了龙眼肉，对于血虚失眠的患者，归脾丸和玉灵膏同用效果更好。

而远志、酸枣仁这两味药，可以起到养心安神的作用，尤其是酸枣仁，敛心气、养心血、养肝血的功效非常好。远志不仅苦泻心热，可以让心神不被扰，还能够生肾水，引肾水过肝达心脾。这也是这个方子最令我佩服的地方。

大家应该都有过这样的体会，工作压力大，连夜整理文件，每天带着焦虑情绪思考问题，就容易出现失眠、健忘、心悸等心脏方面的问题，这就是心血不足的表现。

此种病证多是由于消耗心神太过，导致心神失养而得，如果不能宁心，不能保持心中的安静，心神就会不断被耗散，这样即使再怎么滋养也是不起作用的。

而方中的远志、酸枣仁可以养心宁神，龙眼肉、当归又可以补足心血，如此宁神、生血、养血就都可以兼顾到了。

《沈氏女科辑要笺正》指出："归脾汤方确为补益血液专剂。"这也是归脾丸这个中成药可以治疗因心神耗伤过度引起的心血不足之证的原因。

茯苓不仅可以健脾祛湿，还有宁心安神的作用，如果将茯苓改成茯神，宁心安神的作用会更强。

而方中加入木香是为了防止服用大量滋补药后引起腻滞，名医汪昂在《医方集解》中是这样评论此方的：

此手少阴、足太阴药也。血不归脾则妄行，参、术、黄芪、甘草之甘温，所以补脾；茯神、远志、枣仁、龙眼之甘温酸苦，所以补心，心者，脾之母也。当归滋阴而养血，木香行气而舒脾，既以行血中之滞，又以助参、芪而补气。气壮则能摄血，血自归经，而诸症悉除矣。

我给小孩儿调理身体，用归脾丸的时候用量非常小，一般每次四丸水丸即可。因为对于脾虚的孩子，用此药是为了给孩子把脾气补足，让脾胃增强生血的功能，而不是要直接给孩子补血。结果效果如此之好，这说明中药贵在对证，未必需要那么大的量。

古代对此方的解释还有很多，有人认为归脾汤可调五脏之神、魄、魂、意、志，让它们归于本脏，安宁下来。中医认为心藏神，肺藏魄，肝藏魂，脾藏意，肾藏志。什么意思？

由于方中包含的四君子汤是健脾的，龙眼肉和脾、补脾，可使脾藏意；黄芪走肺经，固肺魄；酸枣仁走心经，收敛心神，助心藏神；当归入肝，芳香以悦其魂；远志入肾，辛以通其志。大家看，五脏的神、魄、魂、意、志都得到了调整。

我们平时耗伤心神太过，不仅会损伤心脾，其他脏也会受到影响，所以神、魄、魂、意、志也会受到影响。也就是说，跟情志有关的功能都会受到影响，而这个方子可以让您安宁下来。

从这种解释中我们也可以看出，古人认为这个方子是养血调神的，对于气血双亏的患者可以通过服用此方补血调神，最终把病证调整过来。在补气、补血的同时来调神，疾病就能很快被治愈。

现在这个方子已经被做成中成药了，一种是人参归脾丸，一种是归脾丸。

其中人参归脾丸里有人参，补气的作用更强；而普通的归脾丸里用的是党参来代替人参，党参的药性比较平和，没有人参补气的作用那么强，服用后不容易上火，所以如果服用人参归脾丸上火的朋友，可以服用归脾丸。

气血两亏的人除了头晕目眩，稍有劳作就会感觉心悸、气喘，不耐繁劳，还会出现哪些问题呢？

脾气的运化、统摄能力也会下降，表现为体内水液增多，容易肿胀，成年人睡觉时总是流口水就是这个原因，女性月经量大或血虚也可能是这个原因。

在中医体系里脾的功能很多，除了可以吸收食物中的精微物质，还有运化水液、统摄血液的作用。

这个方子叫"归脾"，意思是要把脾所管理的水、血等物质，都重新归脾管理。

归脾丸为什么可以帮助人体收摄血液、津液呢？

中医认为，血液、津液等物质之所以能够正常在体内运行，是因为气的推动与收摄作用正常，如果气虚了，血液、津液等物质则会循行缓慢，甚至离开原本的循行轨道。

这就像一个孩子用一根绳子拴着一个沙口袋，用手抡起来玩儿一样，当沙口袋一圈圈地转起来的时候，沙口袋却不会飞出去，这是因为有绳子拴着它。这个绳子就好比是气，它起着固摄血液和津液的作用。此时，如果孩子的手一松，沙口袋就会飞出去，停止圆周运动。这就好比气虚后无力固摄，血液、津液会离开正常的循行路径，出现出血、渗液等问题一样。

血液本应在脉道中运行，在气的推动管理下运行，但如果脾虚，气不足，血液就会跑出脉道，这在中医上被称为"脾不统血"。

因此，过去中医在治疗吐血、便血等疾病的时候，如果发现患者有气虚的表现，就会用补气的方法来调理。

现在有一些女性月经量大，经期提前，颜色比较淡，行经时间长，淋漓不尽。我只要看到她们的舌质是淡的，舌边有齿痕，就会建议她们服用归脾丸，效果非常好。

罗博士叮嘱

但大家一定要记住：舌质淡白、舌边有齿痕的人才能服用此药；舌质偏红，体内有火，热迫血妄行导致的月经提前或者淋漓不尽，服用归脾丸就不对证了。

只有舌质颜色淡、舌边有齿痕，同时伴有月经量大、经期长的这种失血证才是气虚无力固摄血液导致的。

很多妇女的血证，比如，经期过长、经间期出血、崩漏等，都和"脾不统血"有关。而归脾汤（归脾丸）就是治疗脾不统血的方子。

脾还负责运化水液，所以水液在体内的运行也和脾有很大关系。这该如何理解呢？

脾五行属土，我们中国人常说"水来土掩"，这句话确实很有道理，如果在人体内设立一个管理水的部门，脾一定在这个部门任职。

有一些老人总是流口水，或尿失禁，这种症状多数也是气虚无力固摄导致的。此时如果老人的舌质是淡白的，舌边有齿痕，也可以适当服用归脾丸来调理。

在服药期间，如果能够切一片生姜和三五个大枣一起熬水，用这个水来送服药丸，效果会更好。

下面，我给大家讲个医案。

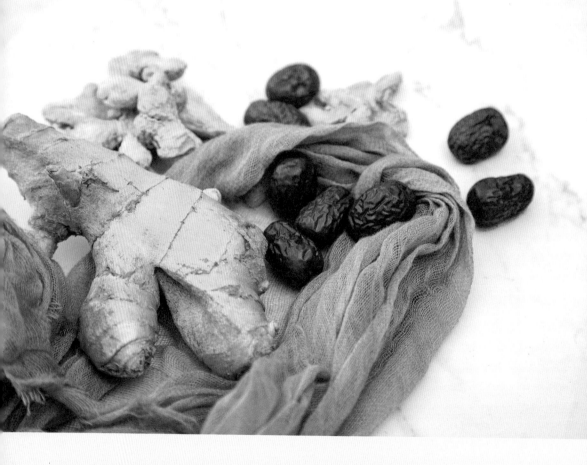

古代有位名医叫李中梓，他的弟子中有一位叫马元仪，尤在泾又师承马元仪，也是位名医。马元仪曾为一位患有心悸的患者治过病，这位患者"肢体倦怠"的症状特别明显，别的医生以阴虚来论治，一直没有效果。于是患者四处寻求名医，最后找到了马元仪。

马元仪诊其脉"浮虚无力"，于是判断此人之病是思虑太过，耗伤心神导致的，医案中是这样写的："诊其脉浮虚无力，盖得之焦劳思虑伤心也。"而思虑不仅耗伤心神，还有可能伤到脾，最终导致心脾两虚，出现"四肢无气以动而倦怠"的表现。那该如何治疗呢？

他给患者用的就是归脾汤，此方"大补心脾"，患者服用二十剂后，改用归脾丸来善后，结果就此痊愈。

关于归脾丸治病的例子有很多，我再讲一个尿失禁的例子。

我的一位朋友，他的母亲出现了小便失禁的问题，总是不知不觉就尿出来了，这种情形让人非常尴尬，于是朋友就想请我给他母亲看看。

我去了以后发现老太太的手是肿的，手上看不到一点儿皱纹，鼓鼓的。老太太说她晚上睡眠也不好，总是做梦，而且做的都是些稀奇古怪的梦。

这下我就明白了，老太太的问题就是心脾两虚，水肿是脾虚不能运化水液的缘故；遗尿是脾气不足，不能固摄水液了；多梦是心血不足，血不养心导致的。于是，我就告诉她用归脾丸进行调理，结果几天以后，她儿子告诉我，老太太诸证皆愈，完全好了。

归脾丸的组方运用了中医上气血互生这一理论，这实在是精妙。

现在此药说明书上的功能与主治是：益气健脾，养血安神。用于心脾两虚、气短心悸、失眠多梦、头昏头晕、肢倦乏力、食欲不振、崩漏便血。基本上把这个方子的主治病证都说了。

在中医临床中，对归脾丸、归脾汤的运用是非常广泛的，很多心脾两虚引起的病证都可以使用此方。因为现代人大多都有气血亏虚的问题，一伸舌头，舌边就有明显的齿痕，这是脾虚、湿气重的表现，这样的人舌头的颜色也没有那么红。而归脾丸跟其他的方子还不一样，比如，补中益气丸是提升脾气的，八珍汤、十全大补汤是补气血的，但归脾丸一边帮您补气血，一边帮您安神。这个方子用药比较平和，对于现代人整日忙于工作，杂事繁多，耗伤心神过多引起的疾病正合适。我觉得，这样的古方真是经典，能够流传下来也正是因为大医家立方的思路清晰。

4 心脑血管疾病，多与瘀血有关

• 除瘀自有妙方
——三七、西洋参粉和补阳还五汤

　　我觉得，现在瘀血是我们老百姓的健康大敌，威胁我们生命健康最严重的那些疾病，尤其是心脑血管疾病，多与瘀血有关。而每

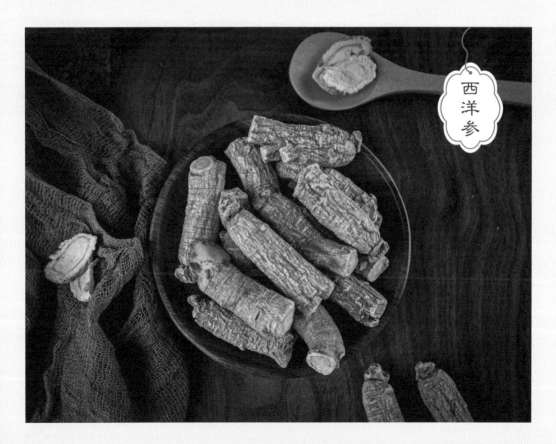

西洋参

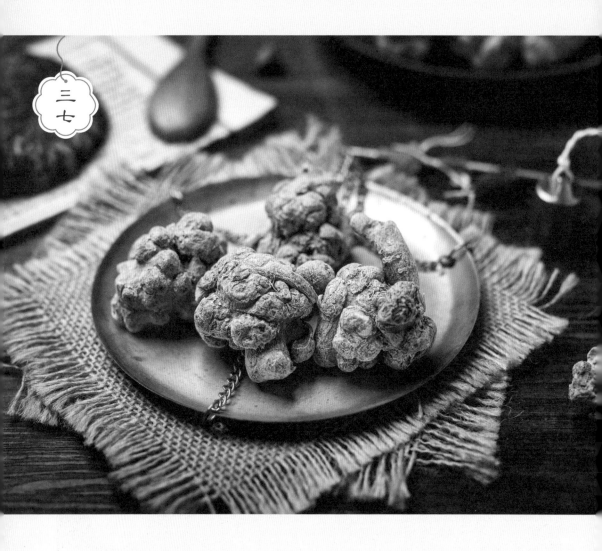

次讲课，我走到台下给大家看舌头，都会被大家的舌象吓一跳，原来这么多人都有不同程度的瘀血表现。

其实，中医有很多活血化瘀的方法，我经常介绍的一个简单的方法就是口服三七、西洋参粉，也有很多朋友在坚持服用，效果都不错。

还有一个方子是补阳还五汤。

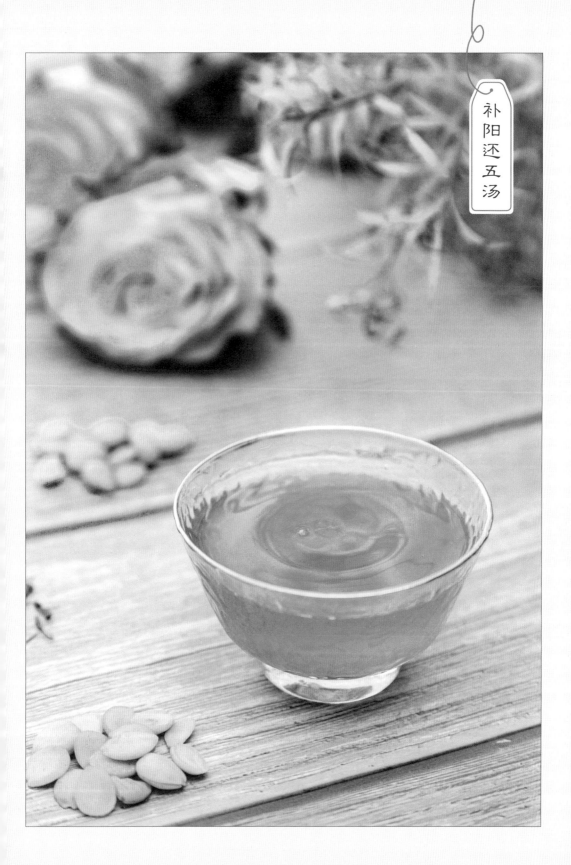

补阳还五汤

补阳还五汤

配方：黄芪（生）120 克，当归（尾）6 克，赤芍 5 克，地龙、川芎、桃仁、红花各 3 克。

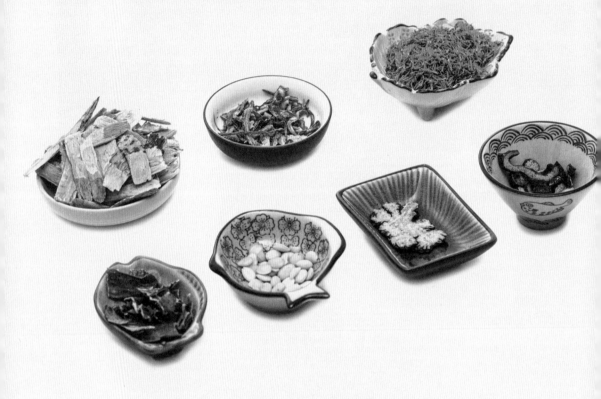

做法：① 将以上药物冷水浸泡 30~60 分钟，用水量以高出药面为度。

② 将以上药物连同浸泡药的水一起放入砂锅，小火煮沸后再煎 30~40 分钟，滤出药汤。

③ 在砂锅中，加入第一次煎药时 1/3~1/2 的水量，小火煮沸后再煎 20~30 分钟，滤出药汤。

④ 将两次煎煮的药汤混合后分为 2 份，早、晚饭前 1 小时各温服 1 份。

这个方子是治什么的呢?

主要是治疗中风气虚血瘀之证的。对应症状就是中风后会出现的各种后遗症,比如,半身不遂、口眼歪斜、言语謇涩、嘴角流口水、小便频数或尿失禁等。中风在西医上归属于心脑血管疾病,与高血压相关。

张仲景在《金匮要略》中以"风"立论来解释中风的病机,我想"中风"这个病名也是这么来的。到了后世,中医也曾考虑过用其他很多方子和思路来治疗中风。

金元时期,刘河间考虑从"火"立论;朱丹溪从"痰"来立论,他说体内痰湿重,痰浊蒙蔽清窍会导致中风。各个医家立论的角度都不同。而李东垣则认为气虚容易导致这些症状,所以他从"气虚"立论。

清代的王清任则认为张仲景、刘河间、朱丹溪讲得都有点儿偏颇,李东垣讲的气虚更为准确,临床上也是气虚者居多。王清任认为,如果人体的正气是十分的话,这十分随着不断地消耗,现在就剩五分了,无力推动气血运行,就会导致瘀血的出现,血液就会堵塞在那儿,如果堵塞在头部就会脑中风,出现口眼歪斜、半身不遂、言语謇涩等中风后遗症。

这时候该怎么办呢?我们要清楚病因在哪里。病因是正气不足,正气少了五分,我们就把少的五分补上,正气足了以后,再稍微加点儿活血化瘀的药,帮您把瘀血通开,中风的症状慢慢就会好转。

• 中风后遗症，用名方补阳还五汤泡水喝或泡脚

王清任创立了补阳还五汤，这里的"补阳"实际上就是补气，"还五"就是还给您耗损的那五分元气，他这个说法很有意思。

这个方子的结构非常有特色，王清任认为方中的黄芪要用生黄芪，并且药量可以一点点增加，最大可以用到120克，然后再配点儿当归尾。

现在我们多用全当归，药店里卖的也多是全当归，而古人用药非常讲究，会把当归分成当归头、当归身和当归尾，药物的不同部位功能也略有不同。当归的主要功效当然是补血，但是在补血的基础上，三个部位各有侧重。当归头可以止血、补血；当归身主要的功效就是补血；当归尾不仅补血、养血，还可以活血、破血，所以如果血虚的人要活血化瘀就应该买当归尾。一般药店可能买不到，一些老字号的大药店应该还是有当归头、当归身、当归尾的。

一个人瘀血的成因有很多，如肝气不舒会瘀血，这种情况就要在疏理肝气的同时活血化瘀；血虚会引起瘀血，此时可以用桃红四物汤来养血通络；受寒导致瘀血，就应该温阳通络；气虚造成的瘀血用经典方子补阳还五汤最恰当。

补阳还五汤治疗脑中风的效果非常好，身边的人如果患有脑中风，可以请当地的中医用这个方子加减后来调理。

在这里需要特别提醒大家，对于脑出血的患者，一定要学会识别，用药要慎重，要请专业的医生来开方，不要自己乱用药。虽然此方对脑梗死的治疗效果非常好，但无论是脑出血还是脑梗死都可能有两种病因，一种是气虚导致的；另一种是热邪导致的，像朱丹

溪讲的痰，或者有火，肝火上来了。

对于以上情况，这时候我们要怎么区分呢？

当患者舌质是红色的、舌苔黄腻的时候，这个方子千万不要用，那是火上浇油；当患者舌头颜色很淡，舌体胖大，舌边有齿痕，舌头上的唾液还很多，同时伴有其他气虚的症状，比如，总是感觉疲乏无力、困倦不堪、无精打采，另外看舌下静脉变粗了，舌上有瘀斑等瘀血的症状，这时候就可以用补阳还五汤来补气通络。

有的人跟我说有点儿不敢用这个方子。我的建议是这样的：一般这个方子用的时候生黄芪要从 30 克开始慢慢加量，如果气虚同时又有瘀血的人，可以用这个方子泡水喝或熬药泡脚。通过皮肤吸收药效，效果也是不错的。

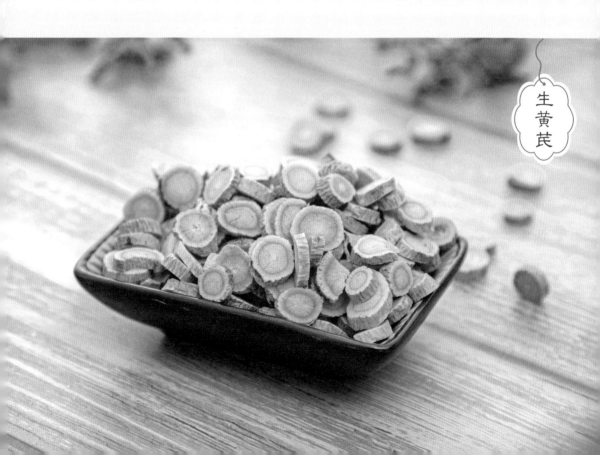

生黄芪

我在沈阳老家的时候认识了一位老先生，他的老母亲是位高寿之人，这位老先生我得叫一声叔叔，可想而知他母亲的年龄一定很大了。

有一次他对我说："我告诉你我母亲长寿的秘诀，我母亲经常用一个方子泡水喝，所以她身体特别好。"

我当时很好奇这是一个什么方子，当他把这个方子认认真真抄下来给我的时候，我一看乐了，什么方子呢？就是补阳还五汤。当然他用这个方子的时候生黄芪的用量并没有用到120克，一般是抓一把，我估计应该是30~50克，剩下的药物都是按原方的用量来的。老人经常用这个方子泡水喝，没有熬药，这样的思路是很好的，因为泡水后药性也会出来。

我觉得，老年人或多或少都会有点儿气虚，用这个方子泡水喝不仅可以补气，还可以活血通络，让老人的气血运行正常，所以就容易长寿。

但一定是舌头特别胖，舌边上都是齿痕，舌头颜色淡或者暗淡，不是那种鲜红的，气虚血瘀的人才可用这个方子泡水喝或熬药泡脚。

这个方子在用的时候大家一定要认清自己是气虚的症状才行，如果舌头很红，有各种上火的症状，那您一定不要用了，容易用错。张锡纯在评价这个方子的时候也表示这是个不错的方子，但用药的时候要注意患者一定是"脉之虚而无力者"，即脉是虚的，没有力气的。根据证型我又补充了此类患者的舌象特点，即舌头是胖大的，舌边有齿痕。

•怎么判断瘀血被化掉了？

那么，服用到什么时候才可以呢？如何判断我们的瘀血是否正在被一点点化掉呢?

下面，我把瘀血被清除的表现告诉大家，让大家都能心中有数。

（1）嘴唇的颜色变得红润了

当瘀血一点点化掉的时候，我们会明显感觉嘴唇的颜色变得红润了，黑色正在逐渐退去。大家可不要小看这个小小的变化，这是您体内瘀血被化开的重要表现。

（2）舌头上的瘀斑、瘀点消失了

这也是一个较为明显的表现，当我们体内有瘀血的时候，舌边和舌尖部位会出现黑色的瘀斑或瘀点。一般只出现一两个瘀点的人，瘀血的情况还比较轻，在服用数周三七粉、西洋参粉后，瘀点就会消失。

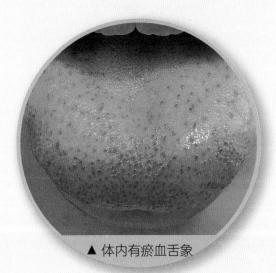

▲ 体内有瘀血舌象

如果瘀点较多，甚至连成片，变成了瘀斑，则说明瘀血比较重，这种情况多发生在女性身上，并且这样的女性一般身体都会出现相应的疾病，比如，子宫肌瘤、卵巢囊肿、宫颈囊肿等，这种情况则需要坚持服用药物，最好请医生根据您的身体状况开方治疗，口服三七粉、西洋参粉的方式可以作为辅助治疗手段。

（3）舌下静脉变淡了

有瘀血的人，舌下静脉会又粗又黑，有时还会出现舌下静脉分支严重，如同珊瑚树一样的情况，这是瘀血最明显的标志。如果能坚持活血化瘀使瘀血化掉，舌下静脉就会有变化。但由于每个人的身体状况不同，所以所需的调理时间也长短不一。

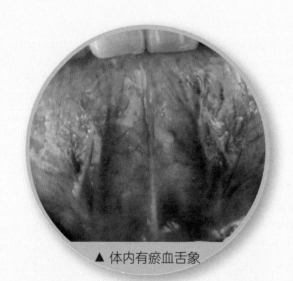

▲ 体内有瘀血舌象

我曾到兰州的一个银行讲过课，后来在另外一座城市讲课的时候，我又遇到了那位兰州的银行行长，第二次相遇与第一次相遇的时间大约过去了两个月。第一次见面的时候，他的舌下静脉瘀阻很明显，坚持服用两个月的三七粉、西洋参粉后，他舌下静脉瘀阻的问题就基本解决了。

还有一位朋友，舌下静脉瘀阻也很严重，后来因为跌伤，瘀血加重了，于是我就劝他服用三七粉炖鸡腿骨，结果服用了两个月左右，舌下静脉明显变淡了很多，这都是坚持服用的结果，所以效果比较明显。

也有些坚持服用三七粉、西洋参粉的朋友，见效不是很快，他们经常问我："为何我的舌下静脉变化就比较慢呢？"我觉得，只要您的体内确实有瘀血，服用的方子也对证，就要坚持下去，无论见效快慢，一定会对您的身体有好处的。

（4）身体有些部位的疼痛会消失

在体内有瘀血的时候，身体有些部位会感觉到疼痛，有些是陈年旧伤导致的瘀血，有些是其他原因引起的瘀血，一般这种疼痛晚上会更明显。在服用三七、西洋参粉以后，疼痛的感觉逐渐消失，这就证明瘀血正在被清除。

当年我在北京电视台的《养生堂》栏目中讲过一集关于三七粉的课，之后有位家住石景山区的董阿姨来信说：

我今年六十五岁，腿疼二十多年了，日渐严重，其间曾使用过很多中西医的方法进行治疗，都不见效。去年春节后，症状更加严重了，自费用去万元治疗，还是没有治好。

正当我与家人无奈之时，您做客《养生堂》，讲了一节关于腿疼的课，您说从骨缝儿里疼的腿病多是血瘀导致的，可以用三七粉把瘀血从深处往外托。当时我就觉得这说的就是我的病啊，激动不已，盼到第二天买了三七粉，照方服用。服到一周时，头肩部先出现反应了——疼。两周后膝盖处开始疼，并且膝盖表面发凉，皮肤呈青灰色，针刺拔罐后流出黑紫色血，但针刺拔罐几次后疼痛减轻，至今已有二十多天，虽未痊愈，但让我看到了希望，感受到了张锡纯的医德、医术。看过很多名医，无一人诊断为血瘀，均按风湿为我治疗。说明此病害人不浅，害患者，误医生，望此方能够被更多人知道，帮到更多的人。我没学电脑，不会发帖，只能用这种原始的书信方法了，谅解。谢谢！

记得当时我接到来信后，很不放心老人的身体，于是就按照信上的电话打了回去。当时观众的来信上如果写着"北京电视台收"，都会先被投递到苏州桥的老台址，然后再转到国贸的新台址，这期间会花费近三周的时间，也不知道这是几周前老人写的信。

结果我打过去以后，董阿姨告诉我，现在腿病已经基本痊愈了，她说："罗博士，我要给您鞠个躬，二十年的病，这么快就好了，真的非常感谢您！"

其实我也很佩服这位老人，不仅能够自己分析清楚病因，还能坚持服药。老人刚开始服药的时候，头、肩部的疼痛是经络开始疏通后，冲击有瘀血的部位产生的反应，一般人此时就会对治疗方法产生质疑，甚至停止服药，但这位阿姨坚持下来了，把自己的病彻底治好了。

（5）身体变得温暖

在体内有瘀血的时候，离心脏较远的身体部位，就会感觉冰冷，这是因为气血运行不畅，很难到达的缘故。而当瘀血逐渐化开后，就会感觉肢体开始温暖了，手脚不再冰凉了。

（6）身体变得轻松

当我们体内有瘀血的时候，气血阻滞，流通不畅，所以身体的运动也会出现问题，会有迟滞甚至无力的感觉。而瘀血化掉以后，身体就会感觉轻松很多，灵活很多。

我在《养生堂》讲过三七粉之后，很多观众来信反映自己服用三七粉后的身体变化，北京顺义的穆阿姨给当时的主持人来信说："原来我坐在沙发上想起来很费力，要两手扶着茶几才能站起来。听了罗大伦博士讲三七粉的作用和用法后，我就去买回来吃了，效果很好。现在我站起来不扶茶几也不会太痛了，这让我非常高兴，在这里说一声，谢谢你们！"

（7）脸色和皮肤状态会改善

有瘀血的人，脸色会晦暗，有黑斑，皮肤很干燥，这是气血瘀阻的表现。而在持续活血化瘀之后，皮肤的状态会有改观，变得光洁，这种改变是可以看出来的。

当然，我只是写了一些瘀血化开后最容易察觉到的变化，希望对大家有所帮助，大家一定要记住只要有瘀血存在，我们就要活血化瘀，而只有活血化瘀，我们身体里的危机才能被一点点消除，这才是我们调理身体真正的目的！